Saunaerlebnisse

Ein Ratgeber

von Julia Nastasi

Saunaerlebnisse

von Julia Nastasi

Quellenangaben und Rechte

Cover Stock Foto:

sarsmis: Spa still life .Bath salt,candle,towel and stone

Bildnummer.: 72169279

Freigabe Information: entfällt

Alle Angaben beziehen sich auf Informationen von Juni 2012.

Kontakt zur Autorin über Google+: https://plus.google.com/ u/0/111512274429066929457/posts

Inhaltsverzeichnis

1. Wie dieses Buch entstand

2. Wie ich zum Saunieren kam

3. Allgemeine Tipps zum Saunabesuch und zum Saunieren

    3.1 Vorbereitung auf die Sauna

    3.2 Was sollte ich mitbringen?

    3.3 Was esse und trinke ich in der Sauna?

    3.4 Was sollte ich in der Sauna vermeiden?

    3.5 Unterschiede zwischen Aufgusssauna und anderen Saunen

    3.6 Saunagang mit Aufguss

    3.7 Der richtige Zeitpunkt - wieviel vorher sollte man vor einem Aufguss in die Saunakammer gehen ?

    3.8 Die richtige Platzwahl

    3.9 Verhalten in der Saunakammer und Umgang mit anderen Saunagästen

    3.10 Verhalten nach dem Saunagang

    3.11 Textilfrei oder Textilsauna?

    3.12 Erzwungene Nacktheit

    3.13 Pausen zwischen den Saunagängen

    3.14 Sauna und Hygiene

    3.15 Was tun bei gesundheitlichen Problemen?

    3.16 Wann sollte man nicht in die Sauna gehen?

3.17 Das richtige Alter zum Saunieren

3.18 Saunieren für die ganze Familie

3.19 Zu dick oder zu dünn - sehe ich gut genug aus?

3.20 Saunagruppen - Vor- und Nachteile

3.21 Sauna und Sex

3.22 Saunaevents

3.23 Lichttherapie in der Sauna

4. Was macht eine gute Sauna aus?

5. Besprechung der einzelnen Saunen

   5.1. Miramar Weinheim

   5.2. Therme Erding

   5.3. Badeparadies Schwarzwald

   5.4. 7 Welten

   5.5 Sauna im Bäderpark Leimen

   5.6 Wellness Anlage im Hotel Sonnenstrahl

   5.7 Sauna im Aquadrom Hockenheim

6. Abschließende Worte und Danksagung

1. Wie dieses Buch entstand

Dieses Buch ist das Ergebnis fast zahlloser Wellnesswochenenden und Saunatage.

Bei all diesen Erlebnissen gab es natürlich besonders positive Erfahrungen und leider auch einige nicht so schöne Erlebnisse. Um Ihnen, lieber Leser, einige negative Erfahrungen zu ersparen, habe ich mich entschieden, mein Wissen in einem Buch niederzuschreiben.

Dieses Buch richtet sich aber auch an all die Neugierigen, die sich erst einmal über das richtige Saunieren und auch über das Finden einer guten Sauna informieren möchten.

Bei vielen Gesprächen habe ich gemerkt, dass viele eine Sauna als gute Ergänzung zum Gesundheitsprogramm sehen. Aber gerade junge Menschen haben Bedenken vor dem Besuch einer Sauna. Hier ist das Thema die erzwungene Nacktheit. Wie ist es, wenn mich alle anstarren ?

Viele junge Paare haben zudem das Problem, dass die Frau gerne in eine Sauna gehen würde oder schon geht und die Männer eher zurückhaltend sind. Hier habe ich einige besondere Tipps, denn mein Mann ist ebenso wie ich ein begeisterter Saunafan. Dieses Buch erhebt keinen medizinischen oder wissenschaftlichen Anspruch. Es ist gedacht für Menschen, die das Saunieren gerne für sich entdecken wollen und für Menschen, die sich viel Zeit und Geld sparen wollen, indem sie gleich die richtigen Saunen aufsuchen. Gleich zum Anfang der Tipp: Wenn das erste Mal eine Sauna besucht wird, nehmen Sie eine kleinere. Warum ? Es gibt so viel Neues zu erleben und entdecken. Wenn Sie das mit einer großen Saunaanlage kombinieren, sind Sie vollkommen überfordert. Vergleichen Sie das doch einmal mit dem Schwimmen. Als Sie Schwimmen gelernt hatten, waren Sie glücklich, einmal schadlos quer durch das Becken zu kommen. Konzentrieren Sie sich beim ersten Saunagang weniger auf die Sauna als auf Ihren Körper, auf das, was mit Ihnen in und nach der Sauna passiert. Das ist eine Menge. Nachdem Sie dann wissen, wie das ist, gehen Sie das nächste Mal in eine größere Anlage, in der Sie auch noch zusätzliche Dinge erleben und machen können. Und vielleicht sehen wir uns ja eines Tages in einer Sauna. Wir freuen uns, wenn uns Leser ansprechen.

Dieses Buch hat mir tatsächlich während meiner Premiere das merkwürdige Erlebnis beschert, von dem ich schon von so vielen aktiven Autoren berichtet bekommen hatte. Ich hatte bis kurz vor unserem Urlaub an diesem Buch geschrieben und war bereits fast fertig. Die meisten Themen waren bearbeitet, sogar ein Bild für das Cover war ausgewählt. Nach 17 Tagen

Urlaub kam ich zurück an die Arbeit und das Buch war wie vom Erdboden verschluckt. Ich fand nur eine deutlich ältere Version des Buchs. Natürlich fehlten seitenweise Inhalte. Ich habe auf unseren Laptops, auf allen Sticks und in allen Sicherungen gesucht - das Buch blieb verschwunden. Nach einem kurzen Moment der Frustration habe ich beschlossen, dass es dann wohl für Sie, liebe Leser, nicht richtig geschrieben war und habe mich an das erneute Formulieren gemacht. Auf ein Neues also.

Jetzt, im Dezember 2012 war es an der Zeit für die versprochene Überarbeitung. Ich habe nun zu den Saunabesprechungen noch die wesentlichen Kontaktdaten mit Adresse, Telefonnummer und Webseite der Wellnesswelten hinzugefügt. Außerdem finden Sie, ebenfalls am Anfang jeder Besprechung, eine optische Bewertung. Dort habe ich als Bewertungskriterien die für mich wesentlichen Aspekte einfließen lassen.

Ich wünsche Ihnen beim Lesen den Spaß, den ich auch beim Schreiben hatte.

Ihre

Julia Nastasi

2. Wie ich zum Saunieren kam

Ich persönlich sammelte meine ersten Saunaerfahrungen in der Damensauna eines Fitnessstudios. Dort schloss ich in einem Wahn des ach so freien Studentenlebens gleich zum Beginn meiner Zeit in Heidelberg einen ziemlich langen Vertrag ab. Ich muss sagen, ich fühlte mich damals schon reichlich verwegen, wie ich mir da so in ein Handtuch gewickelt einen abschwitzte. Nie werde ich den fast beruhigenden Klang der eingespielten Urwaldlaute aus der ebenfalls urwaldgrünen Lampe mit Lichteffekten vergessen. Das alles hatte aus heutiger Sicht eigentlich eher wenig mit dem klassischen Saunieren zu tun. Nicht nur, dass ich damals, im Jahr 2003 noch ziemlich schüchtern und der Meinung war, auf jeden Fall wollte man mir etwas wegschauen. Saunieren hieß für mich damals auch eher »Ich sitze so lange, wie ich es irgendwie aushalten kann, in einer extrem heißen Kammer. Dafür wickele mir das Handtuch möglichst von der Nase bis zu den Füßen.«

Heute, nach fast neun Jahren, schaue ich lächelnd auf diese Zeiten zurück. Tatsächlich legte ich, nachdem ich erkannt hatte, dass es sich bei diesem Fitnessstudiovertrag eher um Wunschdenken als die Praxis handelte, auch eine ziemlich lange Pause mit dem Sammeln weiterer Wellnesserfahrungen ein. Das nächste Mal, dass mich eine Sauna von innen sah, war in einem Wellnesshotel im schönen Kurort Bad Wildbad. Dieses Mal handelte es sich sogar um eine gemischte Sauna und das war auch sinnvoll, denn jetzt hatte ich meinen Mann dabei. Natürlich war das noch immer eine relativ kleine Anlage, aber zum Probieren, ob wir das Saunieren zu einem neuen gemeinsamen Hobby machen könnten, war die Anlage ideal. Hier gab es neben einer Sauna auf der Terrasse auch ein Dampfbad und eine Infrarotkabine. Einmal das volle Programm also - nur in der kleinen Ausführung eben.

Jetzt hatten wir Blut geleckt und wollten mehr. Also besannen wir uns eines Werbeschilds, das uns schon seit geraumer Zeit aufgefallen war. Ganz in der Nähe hatte eine neue Sauna ihre Pforten geöffnet. Wobei - ganz neu war sie wohl nicht. Lediglich der Betreiber hatte gewechselt und so entschlossen wir uns, dieser Anlage einen Besuch abzustatten. Hier gab es dann schon ein deutlich größeres Angebot. Zwei Außensaunen in unterschiedlichen Temperaturen - einmal heiß und einmal sehr heiß. Außerdem fand man hier auch im Innenbereich einige Kammern. Neben der großen Aufgusssauna - auch noch so eine Neuheit, hier wurden regelmäßig Aufgüsse durchgeführt - gab es noch ein Dampfbad und eine Biosauna. Auch hier fand man gemischtes Publikum, aber auch das Angebot reiner Damen- und reiner Herrentage. Dieses Angebot habe ich nie in Anspruch genommen. Nicht, weil ich es abgelehnt hätte, es ergab sich einfach nie die Gelegenheit dazu. Aber diese Aufgüsse, die verliehen dem Saunaerlebnis noch eine ganz besondere Note. Dazu gab es jedes Mal Erklärungen durch den Saunameister und manchmal sogar spezielle Anwendungen für die Haut. Nach einem solchen Saunatag fühlte ich mich jedes Mal wie neugeboren. Auch diese Ruheräume waren für mich etwas Besonderes, weil es hier tatsächlich einfach einmal still wurde. Da konnte man nicht nur hervorragend lesen, sondern, so man denn wollte, auch einmal schlafen.

Hier kamen wir dann auch ins Gespräch mit einem der Saunameister, der uns von weiteren Saunen erzählte. Einige davon lagen direkt hier im Rhein-Neckar-Kreis, für andere würden wir länger fahren müssen. So kam es, dass ich nach und nach immer mehr Sauna- und Wellnesstempel besuchte und mir so mein Bild machte. Die Unterschiede waren doch teilweise erheblich. Inzwischen blicke ich schon beinahe stolz auf meine vielen Erfahrungen zurück. Dazu zählt unter anderem der Besuch von Europas größter Thermenlandschaft in Erding. Aber dazu später mehr.

Und nachdem Sie nun wissen, wie ich zum passionierten Saunafan wurde, können wir nun gemeinsam in die Materie einsteigen.

3. Allgemeine Tipps zum Saunabesuch und zum Saunieren

In diesem Kapitel, das sich in mehrere Unterkapitel unterteilen wird, geht es darum, wie man den größten Nutzen aus einem Saunatag ziehen kann. Natürlich gebe ich auch Ratschläge, was man tunlichst vermeiden sollte.

3.1 Vorbereitung auf die Sauna

Waren Sie schon einmal in einer Sauna ? Nein ? Vielleicht überlegen Sie es sich aber und wissen nicht so recht, wo Sie mit Ihren Vorbereitungen anfangen sollen.

Zuerst mal zur Beruhigung: Man kann nicht allzu viel verkehrt machen. Am Vorabend sollte man sehr fettiges Essen und natürlich auch so geruchsintensive Zutaten wie Knoblauch vermeiden. Auch übermäßiger Alkoholkonsum könnte auf die anderen Saunabesucher störend wirken. Die Nachwirkungen sind nicht zu unterschätzen. Abgesehen davon fühlt man sich natürlich auch selbst nicht besonders gut, wenn man mit einem Kater schwitzen soll.

Darüber hinaus reicht es vollkommen, eine gut ausgestattete Tasche zu packen.

3.2 Was sollte ich mitbringen ?

Wenn man sich dann erst einmal entschlossen hat, eine Sauna zu besuchen, eventuell sogar schon eine bestimmte Anlage ins Visier genommen hat, stellt sich die nächste Frage: Was sollte ich alles mitnehmen ? Macht es eventuell sogar einen Unterschied, wie lange ich mich in der Anlage aufhalten möchte ?

Die letzte Frage ist schnell beantwortet: Nein, das macht keinen wesentlichen Unterschied.

Die nächste Überlegung könnte sein: Aber in der Sauna hab ich ja eh nichts an, da darf das Gepäck wohl recht sparsam ausfallen. Nun, auch das muss ich verneinen. So einen Aufenthalt kann man ganz wunderbar für ein Rundum-Wohlfühl-Programm nutzen.

Die Hitze in der Sauna ruft im Körper etliche Reaktionen hervor, die man sich zunutze machen kann. So wird beispielsweise die Haut wesentlich aufnahmebereiter für Pflegestoffe. Warum also nicht einfach zwischen zwei

Saunagängen eine Gesichtsmaske auftragen? Auch die Haare freuen sich über eine Extraportion Pflege. Eine entsprechende Haarkur kann man während eines Saunagangs, nachdem man ausgiebig geduscht hat (dafür braucht man natürlich so etwas wie Duschgel), auftragen und während des Schwitzens einwirken lassen. Nach dem Schwitzen kann man dem gesamten Körper ruhig eine Komplettpflege mit einer nährenden Bodylotion gönnen.

Natürlich gehört auch eine ausreichende Menge an Essen und Trinken in die Tasche. Auf Alkohol verzichtet man am besten - durch das viele Schwitzen wirkt er nämlich deutlich schneller. Nicht nur, dass man ab einer bestimmten Menge auch »ausdünstet«, man fühlt sich auch selbst nicht so gut. Zu essen kann man sich einige leichte Speisen mitnehmen. Ich persönlich nehme beispielsweise immer einige Sandwiches und auf jeden Fall Salat mit. Als Getränk bevorzuge ich Wasser und davon zwischen zwei und drei Liter.

Nachdem der Körper schon mal versorgt ist, gehören auch einige Handtücher in die Tasche. Ein großes Handtuch zum Duschen ist angenehm und auch für den Saunagang benötigt man ein großes Badetuch. Ein Tipp noch: Das Tuch für die Sauna sollte in einer Größe gewählt werden, dass man sich auch gut einmal komplett darauf ausstrecken kann, ohne dass man mit dem Körper die Saunabänke berührt. Wer längere Haare hat, kann sich auch noch ein kleines Handtuch für die Haare mitnehmen.

Auch für die Unterhaltung sollte man sorgen. Das sogenannte »peoplewatching« kann zwar unterhaltsam sein, wirkt aber auf die Dauer eher störend. Ein gutes Buch oder auch Zeitschriften - all das kann man für sein Wohlfühlpaket gut brauchen.

Für die Damen könnte es noch sinnvoll sein, gerade längere Haare hochzustecken oder hochzubinden.

So ausgerüstet kann ein Saunatag nur zum vollen Erfolg werden.

3.3 Was esse und trinke ich in der Sauna ?

Schwitzen macht hungrig und durstig. Doch was kann man in der Sauna essen, das einerseits sättigt und andererseits keine negativen Nebenwirkungen hat. Und was kann ich sinnvollerweise trinken ?

Mit den richtigen Tipps ist die Auswahl leicht.

Essen

Leicht sollte es sein - so könnte man die Grundregel formulieren. Andererseits natürlich auch sättigend. Leicht, damit es auch während des Schwitzens, durch das der Körper ohnehin in Maßen angestrengt wird, nicht zu schwer im Magen liegt. Sättigend, um den angesprochenen Belastungen auch den ganzen Tag standhalten zu können. Für das Mittagessen kann man beispielsweise zu einem gehaltvollen Salat greifen. Dieser darf ruhig mit Fleischeinlage gehalten sein. Auch die Klassiker wie Nudelsalat oder Kartoffelsalat passen gut zur Sauna. Hier ist allerdings schon Vorsicht geboten, wenn es um Knoblauch als Würze geht. Diese könnte für andere Saunabesucher schnell zum Ärgernis werden. Schließlich sitzt niemand gerne in der berüchtigten »Knobi-Wolke«.

Viele, gerade größere Saunaanlagen bieten ein Restaurant an. Hier ist die Auswahl oft schon so zusammengestellt, wie es für einen Saunabesuch sinnvoll ist. Es gibt oft verschiedene Salate, aber auch Pizza und Nudelgerichte. Allerdings lohnt sich hier ein genauer Blick in die Speisekarte - gerade die Pizzen enthalten doch recht oft Knoblauch.

Ich persönlich nehme mir als Zwischensnack immer gerne einige Sandwiches mit. Manchmal belege ich diese selbst, aber auch die fertigen

Sandwiches aus dem Handel sind eine gute Alternative. Genauso lecker und nicht zu belastend finde ich selbstgemachte Hackfleischbällchen. Die sind schnell zubereitet und immer wieder gut.

Süßigkeiten als Snacks sind Ansichtssache. Ich persönlich habe die Erfahrung gemacht, dass gerade Schokolade schnell schmilzt, weil in den Anlagen doch meist eine erhöhte Grundtemperatur herrscht. Außerdem widerspricht es meinem Verständnis von »sich selbst etwas gesundes Gutes tun«.

Getränke

Ich möchte zuerst einmal erwähnen, was man vermeiden sollte: Alkohol. Zwar sagt man von den Finnen, dass sie gerne einmal ein Bier in der Sauna trinken. Allerdings sprechen wir hier von *einem* Bier. Hinzu kommt, dass man Alkohol, ebenso wie Knoblauch, schnell einmal ausdünstet. Außerdem wird man anfällig für Schwindelattacken - gerade in den heißen Aufgüssen kann das kritisch werden.

In einer wirklich großen Saunaanlage habe ich allerdings mal eine schöne Variante erlebt. Auch für mich gehört nämlich zu einem Mädelsabend beziehungsweise Mädelstag ein kleiner Sekt. Wir bekamen in einem speziellen Damenaufguss die alkoholfreie Variante. Ich war erstaunt, wie gut die schmeckte. So hatten wir

Damen das Gefühl, dass alles komplett war, ohne uns wirklich zu betrinken.

Das wohl häufigste Getränk in der Sauna ist Wasser - ob mit oder ohne Kohlensäure ist quasi eine Glaubensfrage. Letztlich hängt von den Bläschen nicht der Erfolg oder Misserfolg des Saunaerlebnisses ab und jeder sollte es so halten, wie er es am liebsten mag.

Sicher haben Sie schon gehört, dass man während eines Saunabesuchs einen höheren Flüssigkeitsbedarf als im Alltag hat. Vielleicht haben Sie sich aber in diesem Zusammenhang schon gefragt, was das optimale Getränk sein könnte.

Dazu ein wichtiger Hinweis vorweg: Auch wenn es immer heißt, die Erfinder der Sauna, die Finnen, würden in der Sauna Bier trinken. Das ist richtig, aber hier sprechen wir nicht von Bier als ausschließlichem Getränk. Allenfalls **ein** Bier zur Erfrischung, mehr sollte es nicht werden.

Wenn Ihnen Wasser zu eintönig ist und Sie gerne etwas Geschmack ins Spiel bringen möchten, mixen Sie doch mal Ihr Wasser mit frischgepresstem Fruchtsaft. Wussten Sie zum Beispiel, dass man sich nach einem Zitronenwasser gleich noch erfrischter fühlt?

Noch ein Tipp zum Schluss: Unterschätzen Sie nicht die Trinkmengen, die Sie in der Sauna benötigen werden. Ich selbst nehme lieber zu viel als zu wenig mit. Zwischen zwei und drei Litern dürfen es schon sein. Schließlich sollte man nach jedem Saunagang reichlich »nachtanken«, weil der Körper auch einiges an Flüssigkeit verloren hat.

Ich wünsche Ihnen viel Spaß beim Experimentieren !

3.4 Was sollte ich in der Sauna vermeiden ?

Grundsätzlich sollte man in der Sauna alles vermeiden, was einem selbst auch unangenehm wäre.

Dazu zählt neben dem Sprechen (auch Flüstern ist in der Ruhe störend), das sowohl während des Aufgusses als auch in jeder anderen Saunakammer unangebracht ist, auch das zu dichte Aufrutschen. Natürlich könnte man argumentieren, dass »da hinten doch sicher noch jemand dazwischenpasst«. Gerade während Aufgüssen durfte ich beobachten, dass Menschen in der allerletzten Sekunde hereinhuschten und dann der Meinung waren, sie müssten jetzt alle noch einmal umsetzen, damit sie den Platz bekommen, den sie sich halt ausgesucht hatten. In einem besonders extremen Fall fragte mich eine ältere, ziemlich füllige Dame wenige Sekunden vor Aufgussbeginn »Darf ich mal?« Ich war natürlich der Meinung, sie wollte weiter nach oben und rutschte ein ganzes Stück zur Seite, entschuldigte mich auch gleich bei meinem mir nicht bekannten Nachbarn. Die nette Dame nutzte den nunmehr freien Platz und setzt sich einfach hin. Dadurch saß nicht nur sie mir förmlich auf dem Schoß, auch ich musste meinem Nachbarn bedenklich nahe rutschen. Unter dem Aspekt, dass natürlich niemand bekleidet war, war das schon etwas befremdlich. Ich wurde in dieser Situation dadurch gerettet, dass die Dame, die eine Reihe direkt über mir saß, ihren Quersitzplatz aufgab und sich gerade hinsetzte. Dadurch wurde ein wirklicher Platz frei und ich rutschte dankbar auf.

Als Merkregel kann man sagen, dass es durchaus vorkommen kann, dass man sich bei einer Bewegung an den Armen berührt. Ein Beinkontakt sollte aber ausbleiben. Und ja, das gilt auch für Kinder. Weder sollte man sich selbst die Frechheit herausnehmen, Kindern zu dicht aufzurücken noch sollte man als Eltern das Verständnis von anderen Mitsaunierenden fordern, dass man wohl für das eigene Kind dichter zusammenrücken könnte. Gerade während eines Aufgusses kann das schnell sehr unangenehm werden.

Auch das Anstarren anderer Menschen sollte man vermeiden. Sie können es sich selbst vorstellen: Egal, wie Sie aussehen - ob nun besonders schlank, besonders dick oder gut oder schlecht - niemand wird gerne angestarrt. Das gilt gerade unter dem Aspekt, dass man ja dort komplett unbekleidet ist.

Noch ein Wort zum Sprechen / Flüstern. Es hat sich einfach als ungeschriebene Regel herauskristallisiert, dass, egal ob Aufguss oder nicht, in der Saunakammer Ruhe herrscht. Eine einzige Ausnahme habe ich erlebt: In der Therme Erding gibt es spezielle Aufgüsse für Damen und spezielle Aufgüsse für Herren. Während dieser Aufgüsse wird durchaus gesprochen. Als Faustregel können Sie sich merken: Wenn nicht durch ein spezielles Programm das Sprechen ausdrücklich gewünscht ist, sollte man Ruhe halten. Oft wird sogar das Flüstern unterschätzt. Wenn aber ansonsten vollkommene Ruhe herrscht, die manch ein Mitbürger nach einer anstrengenden Woche oder nach einem arbeitsreichen Tag einfach schätzt, sind gerade die sogenannten Zischlaute, also alle s, sch, t usw. ziemlich störend.

Und denken Sie auch einmal darüber nach, ob es denjenigen, der Sie gar nicht kennt, wirklich während seiner Entspannungsphase interessiert, was mit Ihren Nachbarn, Kollegen, Freunden oder Verwandten gerade los ist.

Gerade vor Aufgüssen beobachte ich immer wieder die Spezialisten, die deutlich vor dem Aufguss in die Saunakammer schleichen, ihr Handtuch (möglichst natürlich noch auf der untersten Bank) positionieren, um dann ganz gemütlich noch einmal hinaus zu gehen. Ich frage mich dann immer wieder, ob diese Menschen wirklich mitdenken. Das ist einfach ein Verhalten, das sich nicht gehört. Schließlich sind wir ja nicht im Urlaub, wo ich auch immer wieder die Spezialagenten beobachte, die der Meinung sind, sich noch vor Beginn des Frühstücks, vor Tau und Tag, die vermeintlich besten Liegen reservieren zu müssen. Hier wird das oftmals noch toleriert, weil ja in der Regel eine sehr große Anzahl an Liegen vorhanden ist, so dass normalerweise alle, die das möchten, einen Platz am Pool bekommen. In der Sauna ist das anders: Nicht selten geschieht es, dass jemand so spät kommt, dass kein Platz mehr während des Aufgusses ist. Gerade unter diesem Aspekt ist das Reservieren von Plätzen natürlich hochgradig unfair und wird nicht zu Unrecht oftmals scharf kritisiert.

Ein Wort noch zum Reservieren eines Platzes für Kinder: Meiner Meinung nach gehören Kinder, die nicht zumindest ein paar Minuten vor dem Aufguss die Hitze aushalten, erst gar nicht in einen Aufguss. Das Hitzeempfinden ist auch bei Kindern sehr unterschiedlich. Das eine Kind kommt schon in sehr jungen Jahren mit und verträgt es hervorragend. Das andere Kind hält es auch als Teenager nicht aus. Dem Kind ist also auch nicht damit geholfen, wenn es Sekunden vor Beginn des Aufgusses hineinhuscht. Wenn man schon einen riesigen Aufwand betreiben muss, damit das Kind den Aufguss aushalten kann, muss man sich die Frage stellen, ob der gesundheitliche Nutzen den Aufwand rechtfertigt. Die Krönung, die ich persönlich in diesem Zusammenhang erlebt habe, war ein Kind, das nicht nur den Platz reserviert bekam, sondern das dann auch noch einen großen Vorrat an Eiswürfeln bei sich hatte, die es abwechselnd abschleckte und auf dem Körper verteilte.

Wenn Sie sich nicht sicher sind, ob etwas in Ordnung ist, sollten Sie sich einfach an der Mehrheit der anderen Saunabesucher orientieren. Ein erfahrener Saunabesucher erkennt einen Neuling auf den ersten oder zweiten Blick und wird Ihnen so manches nachsehen. Wenn Sie ein wenig sensibel für entsprechende Blicke sind, wissen Sie in Zukunft »Okay, das war jetzt nicht so toll.« Das ist kein Beinbruch, Sie wissen dann ja Bescheid.

3.5 Unterschied zwischen Aufgusssauna und anderen Saunen

Es gibt Aufgusssaunen und andere Saunen. Der wesentliche Unterschied lässt sich schon vom Namen ableiten. In der Aufgusssauna finden die Aufgüsse statt, in allen anderen nicht. Das hat meist zur Folge, dass in der Aufgusssauna noch eine ganze Weile der Duft des letzten Aufgusses vorherrscht. Außerdem findet man hier in aller Regel eine höhere Luftfeuchtigkeit vor. Es wird zwar zwischendurch immer wieder etwas gelüftet und natürlich entweicht die hohe Luftfeuchtigkeit auch durch jedes Öffnen von Türen. Grundsätzlich merkt man den Saunen, in denen nie aufgegossen wird, aber durchaus an, dass es eine deutlich trockenere Hitze ist.

Eine Besonderheit gibt es noch: Die Aromasaunen. Diese bilden einen kleinen Sonderfall unter den Nicht-Aufgusssaunen. Sie haben oftmals durch das vorherrschende Aroma eine gewisse Luftfeuchtigkeit. Gerade Zitrussaunen oder auch die Mentholsaunen wirken teilweise wie ein Inhalationsraum. Wiederum kann man in der Heusauna eher mit einer extrem trockenen Hitze rechnen. Einige Wellnesstempel machen sich den vorherrschenden Grundduft, vor allen Dingen in den Zitrussaunen, zunutze und führen hier ebenfalls Aufgüsse durch. Es wird dann einfach ein Duft gewählt, der besonders gut dazu passt.

3.6 Saunagang mit Aufguss

Ich habe jetzt schon mehrfach von Aufgüssen gesprochen. Aber was genau macht einen Saunagang mit Aufguss so speziell ?

Dazu möchte ich kurz erläutern, wie ein Aufguss abläuft: Es kommt, je nach Größe der Saunakammer, ein oder mehrere Saunameister (das können auch durchaus Frauen sein und glauben Sie nicht, dass diese das schlechter beherrschen) in die Saunakammer. Zunächst wird gründlich gelüftet. Dazu wird in der Regel nicht nur die Tür geöffnet. Mit einem Handtuch wird auch frische Luft hinein- und alte Luft hinausgewedelt. Wenn alle ihren Platz eingenommen haben, geht es los.

Der oder die Saunameister haben mehrere Eimer mit Wasser plus Aufgussmittel dabei. Das Wasser ist übrigens kalt, riecht aber recht intensiv. Außerdem haben sie jeder eine Schöpfkelle dabei - in der Regel bestehen diese aus Holz - diese klassischen großen Löffel, die man von allen Wellnessbildern kennt.

In der Regel gibt es zu Beginn eine kurze Vorstellung und Erklärung durch die Saunameister. Dabei geht es darum, wie man sich während des Aufgusses verhalten sollte, also wann man die Kammer gut verlassen kann, dass man Bescheid sagen soll, wenn es einem nicht gut geht. Außerdem wird noch einmal gesagt, welches Aufgussmittel sie dabei haben und manchmal sogar, was dieser Duft im Körper bewirkt. Ich finde das zum einen immer informativ, zum anderen wird dadurch verhindert, dass Spekulationen entstehen »Was ist das bloß ? Nach was riecht das jetzt ... also, ich finde ja ...«

Dann wird aufgegossen. Das Wasser wird in mehreren Runden, meist zwischen drei und fünf, auf den Ofen gegossen. Dabei entsteht ein ziemlicher Dampf, der auch recht schnell nach oben steigt. Der Duft wird dann »verwedelt«. Das bedeutet, dass der oder die Saunameister in aufsteigender Intensität mit einem speziell dafür mitgebrachten Handtuch schlägt oder nur sanft wedelt. Wenn Sie Hitze nicht so gut vertragen, sollten Sie den Saunameister kurz (!) darüber informieren. Das ist allerdings nur in den Runden nötig, in denen jeder Gast einzeln »angeschlagen« wird. Das bedeutet, dass der Saunameister quasi direkt die Hitze auf einen zuwedelt. Er oder sie steht dann direkt vor einem und gibt einen Schlag von oben nach unten direkt in die eigene Richtung ab. Das passiert meist während eines der letzten Aufgüsse und kann tatsächlich ziemlich heiß werden. Zwei Taktiken haben sich dafür als gut erwiesen: Entweder halten Sie sich ein kleines Tuch oder Ihre Hände vor das Gesicht oder Sie gehen »in die Frontale« - Sie strecken die Arme nach oben und setzen sich ganz aufrecht hin. Dann atmen Sie tief und halten die Luft am besten an, wenn der Schlag direkt auf Sie zukommt. Dann atmen Sie die große Hitze nicht direkt ein, vertragen aber die Hitze recht gut.

Warum habe ich das »kurze« Informieren so betont ? Ganz einfach: Stellen Sie sich nur mal vor, jeder, der die Hitze nicht so gut verträgt, würde in einer nur einminütigen Rede erläutern, warum das so ist. Die Aufgusszeit würde sich vervielfachen. Weiß der Saunameister aber Bescheid, wird er Sie auslassen und glauben Sie mir, von den Umsitzenden bekommen Sie noch genug ab.

Immer direkt nach einer Wedelrunde ist die beste Möglichkeit, die Saunakammer zu verlassen, wenn es Ihnen doch zu viel wird. Es ist übrigens keine Schande, wenn Sie gerade zu Anfang schon nach einer Runde oder zweien das Gefühl haben, Sie müssen JETZT nach draußen. Stören Sie sich nicht an eventuellen Kommentaren von Halbstarken. Es ist viel unangenehmer, wenn Sie einen Kreislaufkollaps hinlegen und herausgetragen werden müssen.

3.7 Der richtige Zeitpunkt - wieviel vorher sollte man vor einem Aufguss in die Saunakammer gehen ?

Ein Phänomen, das ich schon oft beobachten durfte, ist das des viel zu frühen Hineingehens in die Saunakammer vor einem Aufguss. Was viele dabei vergessen: Während des Aufgusses steigt nicht nur die tatsächliche Temperatur in der Sauna, auch das persönliche Empfinden der Hitze ist gesteigert, weil die Luftfeuchtigkeit massiv ansteigt. Schließlich kommt die Hitze ja in Wellen direkt auf einen zu. Hat man nun vorher schon minutenlang seinen Körper mit der Hitze konfrontiert, kann es schnell zu viel werden. Die Folge ist häufig, dass die Betreffenden den Aufguss schon während des ersten Aufgießens verlassen müssen - sehr zum Unmut der Umsitzenden.

In der Tat befindet man sich gerade in großen Wellnessanlagen in einem Zwiespalt: Einerseits möchte man nicht allzu lange vor dem Aufguss in der Saunakammer schwitzen, andererseits ist der Andrang oft so groß, dass einem kaum etwas anderes übrigbleibt. Besonders am Wochenende macht sich das bemerkbar.

Einige Gäste lösen das Problem durch den kleinen, aber wenig feinen Kunstgriff, dass sie sich Plätze reservieren. Aber wie ich es ja schon angesprochen hatte - das ist nicht gerade die feine englische Art.

Ich selbst habe die Erfahrung gemacht, dass etwa fünf Minuten vor Beginn des Aufgusses eine Zeit ist, zu der man durchaus noch einen guten Platz bekommt und für mich ist das in der unteren Reihe. Dann sitzt man, inklusive Aufguss, um die fünfzehn bis zwanzig Minuten in der Sauna und das ist eine Zeit, die man durchaus verkraften kann.

3.8 Die richtige Platzwahl

Wieder so ein Thema, das mir ein Schmunzeln ins Gesicht ruft. Schließlich sehe ich immer wieder, wie sich Menschen Dinge antun, die sie unter normalen Umständen nicht täten.

Grundsätzlich unterscheide ich zwischen zwei Situationen für die Platzwahl - mit und ohne Aufguss. Ohne Aufguss ist es für mich absolut unerheblich, ob es eher eine trockene oder eine feuchte Hitze ist.

Natürlich kann ich hier auch keine allgemeingültigen Ratschläge geben, denn jeder muss seinen Körper selbst beobachten. Vielleicht eine kleine Warnung vorab: Denken Sie nicht an die anderen, während Sie sich einen Platz heraussuchen. Es geht etwa darum, jemandem etwas zu beweisen. Das Motto »Wer stark ist, sitzt oben« gilt nicht. Und deshalb musste ich auch schmunzeln. Es gibt da nämlich die zwei »Spezialisten-Gruppen«, wie ich sie nennen möchte. Das sind einerseits die »Jungspunde« - ziemlich junge Männer, idealerweise noch in einer Gruppe und um dem Fass den Boden auszuschlagen sind am besten noch die Mädels dabei. Das führt dazu, dass sich die Jungs alles Mögliche antun, um die Damenwelt zu beeindrucken. Da wird eine halbe Ewigkeit lang vor dem Aufguss hereinspaziert.

Todesmutig wird die oberste Reihe ausgewählt und kaum kommt der Saunameister herein und beginnt, zu verwedeln, kommt noch ein lockerer Spruch aus der Kategorie »Wie, das war schon alles ??« Unabhängig davon, ob ich die teils jungen Saunameister unbedingt provozieren würde, tun sie sich und ihren Körpern damit wirklich nichts Gutes an. Wie oft habe ich genau diese Herren nach dem Aufguss am Ende ihrer Kräfte, aber noch mit dem Gesichtsausdruck »Nee nee, alles okay« aus der Sauna wanken sehen. Die lockeren Sprüche täuschten nicht darüber hinweg, dass sie sich komplett überanstrengt hatten.

Die zweite, nicht weniger unterhaltsame Gruppe ist die der »Herren im gesetzten Alter«. Herrlich - diese Herrschaften sind grundsätzlich der Meinung, egal wem, aber irgendetwas beweisen zu müssen. Dabei ist das Quatsch. Niemand verlangt, dass sich irgendjemand vollkommen fertig macht. Vor lauter Ehrgeiz sitzen auch sie ganz oben und natürlich auch schon deutlich vor dem Aufguss. Die Kombination, die sich dort oben ergibt, ist amüsant, aber nicht gerade gesund. Die Herren putschen sich gegenseitig auf und tun sich damit einfach nichts Gutes. Der Entspannungseffekt dürfte meiner Beobachtung nach auch überhaupt nicht zustande kommen.

Das waren jetzt quasi die abschreckenden Beispiele. Natürlich soll das hier kein »Ratgeber, wie man es nicht macht« werden. Also zu dem, was sinnvoll ist:

Wenn Sie noch ganz neu im Saunieren sind, würde ich Ihnen empfehlen, sich für den ersten Saunagang eine nicht allzu heiße Sauna herauszusuchen. Welche Temperaturen vorherrschen, steht entweder an der Tür, im Prospekt oder Sie fragen einfach jemanden vom Personal. In dieser nicht so heißen Sauna setzen Sie sich am besten erst einmal ganz unten hin. Wenn Sie während des ersten Saunagangs schon bemerken, dass Sie gar nicht ins Schwitzen kommen, können Sie ruhig auf eine Bank höher umziehen. Achten Sie darauf, dass Sie mit dem gesamten Körper auf einer Ebene sitzen. Ziehen Sie also die Beine an oder setzen Sie sich einfach quer auf die Bank. Wenn Sie gleich liegen möchten, sollten Sie am Ende des Saunagangs noch eine Minute einplanen, in der Sie sich aufsetzen. Sie laufen sonst Gefahr, dass Ihnen furchtbar schwindelig wird und das möchten Sie sicherlich unbedingt vermeiden.

Nach einer gewissen Zeit finden Sie heraus, wie Ihr Körper auf große Hitze reagiert. Er gewöhnt sich auch ein Stück weit an die Temperaturen. Einen Tipp, den ich von einer Dame bekam, die nach eigener Aussage schon

»zig Jahre« sauniert: Wenn Sie am Anfang das Gefühl haben, gar nicht so »richtig« zu schwitzen, in der Form, dass Ihnen der Schweiß in Bächen rinnt, ist das kein Grund zur Sorge. Selbst wenn Sie während des Aufgusses zwar die Hitze empfinden, aber nicht so schwitzen, wie Sie es erwarten, besteht noch kein Grund zur Sorge. Der Körper ist an diese Art von Hitze nicht gewöhnt und reagiert unter Umständen erst später. Auch ich durfte diese Erfahrung machen. Ich saß in einer kleineren Saunaanlage und hatte die Tatsache, dass ich nicht so richtig schwitzte, eher auf meine »großartigen Erfahrungen« (Frauensauna im Fitnessstudio) zurückgeführt. Irgendwann unterhielt ich mich mit eben jener erfahrenen Saunagängerin, die mich über diese Zusammenhänge aufklärte. Im Nachhinein kann ich ihr nur Recht geben. Das hat bei mir sogar etliche Saunabesuche gedauert, obwohl wir anfangs wirklich an jedem oder an jedem zweiten Wochenende in der Sauna waren.

Möglich ist bei der Platzwahl auch eine Kombi, natürlich nur im Rahmen der Möglichkeiten. Während des Aufgusses können Sie nur höchst unwahrscheinlich ständig wechseln. Sitzen Sie aber in einer Nicht-Aufgusssauna, ist es durchaus denkbar, dass Sie nach einer Weile auf einer der höheren Bänke anfangen und dann im Lauf der Zeit immer weiter nach unten umziehen. Auf diese Weise können Sie den Aufenthalt in der Sauna vielleicht etwas verlängern, denn in den unteren Regionen ist es wirklich deutlich kühler - sofern man in einer Sauna überhaupt von kühlen Abschnitten sprechen darf.

3.9 Verhalten in der Saunakammer und Umgang mit anderen Saunagästen

Wenn Sie noch nie zuvor in einer Sauna waren, fragen Sie sich vielleicht, wie Sie mit den anderen Gästen umgehen sollten. Nun, es gelten hier im Grunde die gleichen Höflichkeitsregeln, wie sie überall gelten. Natürlich gibt es auch einige Besonderheiten.

Niemand wird gerne angestarrt. Egal, ob dick oder dünn, es ist einfach nie angenehm, wenn man das Gefühl hat, es stimmt etwas nicht mit einem, weil das Gegenüber den Blick nicht abwenden kann.

Wenn Sie in die Saunakammer kommen, grüßen Sie kurz und suchen Sie sich einen Platz. Das gilt auch, wenn es die Zeit kurz vor einem Aufguss ist. Das muss keine Begrüßungsarie werden. Ein kurzes »Hallo« oder »Guten Tag« reicht vollkommen aus. Wenn Sie dann sitzen, genießen Sie die Ruhe und stören Sie andere nicht durch unnötige Gespräche. Wenn Sie wollen, schließen Sie die Augen und entspannen Sie sich. Wenn Sie möchten, können Sie eine der Sanduhren für sich verwenden. Es sollte natürlich eine sein, die noch nicht läuft. So können Sie die Zeit, die Sie bereits in der Sauna sind, gut im Auge behalten. Wenn Sie genug haben und aus der Sauna gehen möchten, sollten Sie das ohne großes Tamtam machen. Stehen Sie auf, verabschieden Sie sich kurz (!) und gehen Sie hinaus. Die Tür sollte dabei nicht lange offen bleiben und wieder gut geschlossen werden. Das gilt natürlich auch beim Hereinkommen.

3.10 Verhalten nach dem Saunagang

Direkt nach dem Saunagang benötigt Ihr Körper in erster Linie Sauerstoff. Gehen Sie zuerst eine kleine Runde an die frische Luft und atmen Sie einige Male tief ein und aus. Ich mache es selbst gerne so, dass ich eine kleine Runde in der Anlage herumlaufe. Diese fällt, je nach Jahreszeit, mal kürzer und mal länger aus. Das ist okay, Hauptsache, Sie nehmen einige Züge frische Luft zu sich. Danach geht es in die Dusche und Sie gönnen sich eine Erfrischung. Beginnen Sie mit lauwarmen Güssen, immer von herzfern in Richtung Herz. Dann gehen Sie am

Schluss zu einem kühlen oder kalten Guss über.

Vermeiden Sie unbedingt einen Temperaturschock und schon gar nicht rennen Sie als Erstes in die Duschen. Ich durfte selbst einige Gestalten beobachten, die sich nicht daran gehalten haben. Der Effekt ist zwar anfänglich »Ah, herrlich, schön kalt.« Schon recht bald wird es diesen Herrschaften aber schwindelig, weil der Körper gar nicht mit der plötzlichen Kälte umgehen kann.

Anfangs empfinden Sie es vielleicht als merkwürdig, nach der großen Hitze unter einer lauwarmen Dusche zu stehen. Diese Phase muss aber gar nicht lange dauern, einige Sekunden reichen. Dann können Sie langsam zu kälterem Wasser übergehen. Der Vorteil ist einfach, dass sich der Körper langsam an den Temperaturunterschied gewöhnen kann.

Der nächste Schritt ist ganz klar ein »Kann«: Das Tauchbad. Dieses ist wirklich eiskalt und nicht jeder mag das. Ich selbst mache es immer davon abhängig, wie meine Tagesverfassung ist und ob mir der Sinn nach extremer Kälte steht. Aber auch hier sollte man zuerst geduscht haben. Ein Tipp, wenn Sie das Tauchbad nutzen möchten: Es hilft gar nichts, wenn Sie langsam hineingehen. Je schneller Sie hineingehen und am besten je weniger Sie darüber nachdenken, dass es jetzt echt kalt wird, desto besser. Und noch etwas: Niemand muss »tough« tun. Hier geht es nicht darum, irgendjemandem etwas zu beweisen und falls doch, sind Sie an der falschen Stelle. Es geht darum, dem Körper etwas Gutes zu tun. Sie müssen also nicht minutenlang im Tauchbecken bleiben. Wenn Sie zügig einsteigen und kurz untertauchen, reicht das vollkommen. Ich selbst tauche den Kopf nicht unter, sondern nur bis zu den Schultern. Ich denke, das reicht auch vollkommen aus.

Trocknen Sie sich, egal ob nach der Dusche oder dem Tauchbad, auf jeden Fall gründlich ab. Sie fangen sonst zu frieren an und könnten sich unter Umständen sogar erkälten und das wäre ja so gänzlich kontraproduktiv zum Erholungsgedanken.

Nach der frischen Luft und der Dusche sollte unbedingt eine Ruhephase eingelegt werden. Sorgen Sie dafür, dass Sie es warm haben. Entweder Sie schlüpfen in einen Bademantel oder Sie wickeln sich in ein Badetuch. Wenn Sie möchten, können Sie auch Socken anziehen.

Wenn die Saunaanlage es anbietet, gehe ich nach einem Saunagang und dem entsprechenden Programm aus Duschen, gegebenenfalls Tauchbad und Abtrocknen gerne ins Hamam. Dort ist es nicht heiß, sondern warm und ich kann mich dort herrlich entspannen.

Manchmal nehme ich mir sogar etwas zum Lesen mit und verbringe eine halbe Stunde dort. Man sitzt oder liegt auf warmen Steinen in warmer Luft. Besser geht es eigentlich gar nicht. Auch dort wickele ich mich normalerweise in mein Badetuch und döse etwas vor mich hin.

Viele Menschen unterschätzen die nötige Ruhe nach dem Saunieren. Sie stürzen sich direkt in die nächste Aktivität. Erinnern Sie sich aber ruhig einmal daran, wie schnell Ihr Herz direkt nach dem Saunagang ging. Das kommt einer großen Runde Sport sehr nahe und entsprechend angestrengt ist der Körper. Auch die Hitze macht ihm im positiven Sinne zu schaffen. Danach braucht der Körper Ruhe, um sich zu regenerieren. Sie sollten die doppelte Zeit des Saunabesuchs einplanen, um sich zu entspannen. Natürlich spricht nichts dagegen, dass Sie ein gutes Buch oder eine Zeitschrift lesen oder Rätsel lösen.

3.11 Textilfrei oder Textilsauna ?

Beides habe ich schon erlebt und beides hat natürlich Vor- und Nachteile.

In der Tat gibt es Saunen, die als ausdrückliche Textilsauna ausgewiesen sind. Diese sind aber in der Regel nicht im reinen Saunabereich, sondern eher in der Abteilung Hallenbad. Diese Saunen sind nicht ganz so heiß und man darf zumindest in Badebekleidung darin sitzen. Manche nehmen hier sogar ihre Badeschlappen mit hinein. Ob das so sinnvoll ist, ist fraglich. Grundsätzlich sind Textilsaunen aber DIE Alternative für alle, die für eine textilfreie Sauna zu schüchtern sind oder die überhaupt erst einmal Erfahrungen sammeln wollen.

Für mich als inzwischen wirklichen Saunafan ist eine solche Kammer keine echte Alternative. Ich habe es einmal ausprobiert und bin nach wenigen Minuten geflohen. Für mich war das einfach kein Saunaerlebnis, wie ich es mir vorgestellt hätte. Ich habe ziemlich geschwitzt in meinem Bikini, denn textilfrei sollte man in so einer Kammer wirklich nicht auftauchen.
Die klassische Saunakammer ist textilfrei, zumindest, wenn sie in einer kompletten Saunaanlage ist. Das muss nicht extra notiert

werden, das ist ungeschriebenes Gesetz. Für mich ist es die einzige Möglichkeit, mich wirklich zu entspannen. Und für die, die sich nicht zeigen möchten, besteht dort immerhin die Möglichkeit, sich in einem Handtuch zu vermummen.

3.12 Erzwungene Nacktheit

Gerade jüngere Menschen, häufig Mädchen, haben ein Problem damit, wenn es heißt »Die Sauna ist textilfreie Zone - für alle.« Gerade während der Aufgüsse achten die Saunameister stark darauf, dass niemand in Badehosen oder Badeanzug / Bikini in der Sauna sitzt. Ich hatte mich anfangs selbst auch gefragt, warum das so ist. Irgendwann habe ich interessehalber mal einen Saunameister darauf angesprochen, weil es während des Aufgusses dazu kam, dass eine junge Dame im Bikini drinnen saß und aufgefordert wurde, ihn vor dem Aufguss noch abzulegen. Sie schüttelte mit weit aufgerissenen Augen den Kopf. Die Ansage des Saunameisters war recht eindeutig. Sie müsse dann eben den Aufguss verlassen, was sie dann auch tat. Auf meine Frage, warum er denn so streng sei, wenn sie sich doch einfach nicht traue, komplett nackt mit uns allen drinnen zu sitzen, antwortete er »Mit welcher Temperatur waschen Sie Ihre Badeklamotten ?« »So 40 Grad.« »Richtig - welche Temperatur haben wir in der Sauna ?«

»So 80 Grad?« Und das war auch die Begründung. Zum einen schwitzt man natürlich extrem, gerade in diesen Kunstfaser-Stretch-Gemischen. Zum anderen tut es den Klamotten einfach auch nicht gut. Diese Gummisachen schnurren förmlich zusammen. Natürlich käme man nicht mit ein bis zwei Nummern kleiner heraus. Aber immerhin muss man feststellen, dass man sie der doppelten Waschtemperatur aussetzt. Selbiges gilt natürlich auch für die Badeschuhe oder Schlappen, die man ja in aller Regel gar nicht in die Waschmaschine tut.

In weiteren Gesprächen erfuhr ich, dass es auch darum geht, dass es ja nicht sein kann, dass Einzelne sich halb vermummen, während alle anderen sich zeigen »müssen«. Eins kann ich Ihnen aus meiner persönlichen Erfahrung sagen: Es ist die absolute Ausnahme, dass man angestarrt wird und selbst dann kann man sich noch »wehren«, indem man einfach einen stechenden Blick zurück wirft oder man ignoriert es einfach. Und wenn Sie anfangs wirklich Bedenken haben, sich textilfrei zu zeigen, können Sie auch ein großes Badetuch mitnehmen und sich darin einwickeln. So habe ich es, um ehrlich zu sein, anfangs auch gemacht. Schnell siegte aber die Vernunft und ich habe es dann gelassen. Man leidet einfach und es wird fast unerträglich heiß. Ein zusätzlicher Effekt besteht darin, dass man als Handtuchmumie noch viel mehr angestarrt wird. Das plus das Schwitzen, das kann ich Ihnen aus meiner leidvollen Erfahrung berichten, ist viel anstrengender, als sich gleich zu zeigen. Und da sich ja alle in derselben Position befinden, ist geteiltes Leid zumindest halbes Leid (ob man Wellness wirklich als Leid bezeichnen sollte ???)

3.13 Pausen zwischen den Saunagängen

Ein Punkt, den man keinesfalls unterschätzen sollte. Auch ich war anfangs der Meinung, ich könnte einfach ein paar Minuten auf meiner Liege verbringen und mich in den nächsten Saunagang stürzen. Ja, das hält man eine Weile durch und dann ist man total fertig und kann sich das gar nicht erklären.

Als Faustregel können Sie sich merken: Der Körper benötigt etwa die doppelte Zeit des Saunagangs für die Erholung. Und in dieser Zeit sollten Sie auch etwas trinken, nicht nur ein paar Schluck, sondern schon einen guten Zug aus der Flasche. Unterschätzen Sie auch nicht, wie schnell der Körper wieder auskühlt. Das ist der Grund, warum Sie ein paar Handtücher dabei haben sollten. Sie können sich mit einem

Handtuch zudecken oder Sie ziehen sich einen Bademantel über. Manche mögen es auch, Socken anzuziehen. Ich habe das selbst ausprobiert und fand es bisweilen ganz angenehm. Ich brauche es nicht jedes Mal, habe aber seither fast immer welche dabei, falls ich es mal wieder möchte.

Gönnen Sie sich und Ihrem Körper die Auszeit. Natürlich können Sie irgendwann wieder lesen oder tun, was Sie eben tun möchten. Aber liegen Sie anfangs einfach mal eine Weile nur da und entspannen Sie sich. Der Erholungswert steigt damit ungemein.

3.14 Sauna und Hygiene

Gerade in Bereichen, in denen man sich unbekleidet bewegt, sollte man besonders über das Thema Hygiene nachdenken. Dazu gibt es zwei unterschiedliche Aspekte: Die Sauna an sich und die Menschen darin.

Auf die Sauna an sich haben Sie natürlich keinen direkten Einfluss. Achten Sie einfach darauf, ob Sie das Gefühl haben, die Sauna ist gepflegt. Sehen Sie unter Umständen am Tag einige Male Reinigungspersonal, das sich darum kümmert, dass die Anlagen sauber bleiben ? Liegt überall Müll herum oder ist die Anlage grundsätzlich sauber ? Was passiert, wenn mal ein Getränk verschüttet wird - müssen Sie sich selbst darum kümmern oder ist Personal zur Stelle, das sich des Problems annimmt ?

Auf die Menschen in der Sauna haben Sie bedingt Einfluss - zumindest Sie selbst und Ihre Familie muss nicht der Stein des Anstoßes sein.

Ein Punkt, den einige Saunabesucher offenbar immer wieder Acht lassen, ist die eigene Körperhygiene. Dass es für andere nicht besonders angenehm ist, wenn man extrem behaart in der Sauna auftaucht, ist sicherlich unstrittig. Ich habe aber schon manches Mal ein Argument gehört, das ungefähr so klang »Deo ?? In der Sauna schwitzt man doch sowieso !« Das ist natürlich richtig. Es ist nur wenig sinnvoll, sich vor und nach jedem Saunagang die volle Packung Deo zu geben. Grundsätzlich sollte man aber gewaschen auftauchen. Schließlich verstärkt sich der Effekt des Schwitzens in der Sauna und da ist es nicht gerade angenehm, wenn zusätzlich noch alter Schweiß buchstäblich mit aufgekocht wird.

Auch in der Saunakammer selbst gelten einige Regeln:
Neben der Tatsache, dass man im Normalfall Textilfreiheit vorfindet, sollte man auch darauf achten, dass die Kabine sauber bleibt. Dazu

zählt, dass man während des gesamten Saunagangs auf seinem Handtuch sitzen sollte. Das bedeutet, dass der gesamte Körper auf dem Handtuch Platz finden sollte. Der Hintergrund dazu ist, dass kein Schweiß auf das Holz gelangen sollte und Sie können sich auch vorstellen, warum das so ist: Stellen Sie sich nur einmal vor ... oder stellen Sie es sich lieber nicht vor und merken Sie sich einfach: Das Handtuch sollte so groß sein, dass ich, je nachdem wie ich es am liebsten mag, komplett darauf sitzen oder liegen kann.

Ansonsten gelten auch hier die Hinweise, was man in der Sauna vermeiden sollte. Auch stark riechendes Essen oder Alkohol gehört im weitesten Sinne zum Thema Hygiene. Es ist nicht gerade hygienisch, wenn man am ganzen Körper nach dem Essen des Vortags riecht oder wenn der Sitznachbar noch einen Schwips bekommt von dem, was man so ausdünstet.

3.15 Was tun bei gesundheitlichen Problemen ?

Es gibt ganz klare Kontraindikationen, bei denen man wirklich nicht in die Sauna gehen sollte. Dazu gehören beispielsweise bestimmte Herz- und Kreislauferkrankungen. Welche Krankheiten explizit dazu gehören, soll hier aber nicht das Thema werden. Ich rate Ihnen, Ihren Arzt zu befragen, denn er kennt Ihren Gesundheitszustand und die Kombinationen, die dazu führen, dass man die Sauna besuchen darf oder eben auch nicht.

Was aber wirklich jedem in der Sauna passieren kann, ist, dass es einem schwindelig wird. Das ist keine Schande. Wichtig ist nur, dass Sie sofort reagieren. Wenn Sie in einer Nicht-Aufgusssauna sitzen, sollten Sie so schnell wie möglich die Kammer verlassen. Wenn Sie nicht alleine dort sind, sagen Sie Ihrer Begleitung Bescheid. Wenn Sie alleine sind und Sie bemerken, dass Sie nicht mehr alleine aufstehen können, gibt es in jeder Saunakammer einen Hilferufknopf. Diesen sollte man natürlich nur dann benutzen, wenn wirklich ein Notfall vorliegt, aber dann darf man es ruhig tun. Die Hilfe ist dann schnell da.

Wenn Sie noch selbst die Sauna verlassen können, sollten Sie direkt für stabilisierende Maßnahmen sorgen. Stellen Sie sich stabil hin und beugen Sie den Oberkörper leicht nach vorne, so dass wieder Blut in Ihren Kopf fließen kann. Dann wird es schnell besser. Sorgen Sie auch dafür, dass Sie ausreichend trinken. Der häufigste Grund für solch ein Kreislaufversagen ist, dass die Leute zu wenig getrunken haben und sich dann der großen Hitze aussetzen.

Wenn Ihnen während eines Aufgusses schwindelig wird, gibt es zwei Möglichkeiten: Entweder Sie bemerken, dass es Ihnen zu heiß wird, sie es aber bei geringeren Temperaturen noch aushalten könnten. Dann sollten Sie sich, wenn möglich, einen Platz weiter unten suchen. Ist das nicht möglich oder bemerken Sie, dass Sie es nicht mehr aushalten können, ist der beste Zeitpunkt, um die Saunakammer zu verlassen, direkt nach einer Aufgussrunde, wenn der Aufguss schon verwedelt ist. Wenn Sie alleine rausgehen können, tun Sie das einfach. Wird es Ihnen aber schon beim Aufstehen schlecht, sollten Sie dem Saunameister Bescheid sagen. Nochmal: Das muss niemandem peinlich sein. Die Saunameister haben Erfahrung damit und können Sie auch direkt so versorgen, dass Sie den restlichen

Saunatag einwandfrei genießen können. Alleine die frische Luft wirkt schon Wunder. Atmen Sie einige Male tief durch und es wird schon besser.

Wenn Sie während des Saunierens andere Beschwerden bemerken, sollten Sie sich an das Erste-Hilfe-Team wenden. Es wäre sinnlos, wenn ich hier alle möglichen Erkrankungen behandele. Mit Sicherheit würde irgendetwas untergehen oder eine Kleinigkeit fehlt und es geht Ihnen am Ende noch schlechter. Das möchte ich natürlich unbedingt vermeiden.

3.16 Wann sollte man nicht in die Sauna gehen ?

Es gibt einige chronische Krankheiten, die verhindern, dass Sie weiter in die Sauna gehen können. Auch in diesem Abschnitt möchte ich darauf nicht eingehen. Wie gesagt - ich bin keine Ärztin und möchte mit solchen Themen auch vorsichtig sein.

Was aber klar ist - es gibt einige Volksweisheiten, die so einfach nicht richtig sind:

Erkältung und Sauna:

Das gilt nur im Anfangsstadium, wenn Sie bemerken, dass eine Erkältung im Anmarsch ist. Bei den allerersten Anzeichen können Sie mit einem Saunagang dem Ausbruch entgegenwirken. Falsch ist es hingegen, mit einer ausgeprägten Erkältung zum Schwitzen zu gehen. Sie machen es damit nicht nur schlimmer - nein, dadurch, dass es sich um heiße, feuchte Luft handelt, werden Sie zur reinsten Keimschleuder. Eine Niesattacke während des Aufgusses ? Na, schönen Dank, da haben doch gleich alle etwas davon. Ein Hustenanfall in der Steinofensauna ? Stellen Sie sich nur vor, wie die ganzen Viren auf dem Holz sitzen und sich fröhlich vermehren. Keine schöne Vorstellung, oder ?

Außerdem ist Ihr Körper angegriffen und Sie setzen ihn zusätzlichem Stress aus. Die Hitze sorgt im Körper natürlich für eine Menge Prozesse. Diese können Sie aber während der Regenerationsphase von einer Erkältung gar nicht gebrauchen.

Grippe und Sauna:

Dazu muss ich wohl nicht viel sagen. Können Sie sich vorstellen, mit Fieber (Sie schwitzen ohnehin schon) noch in eine Sauna bei 80 Grad zu gehen ? Wohl kaum, oder ? Den Gedanken verwerfen Sie lieber gleich wieder. Alle wohltuenden Effekte, die Sie an einem normalen Saunatag verspüren, werden sich im Angesicht Ihres angegriffenen Gesundheitszustandes nur ins Gegenteil umkehren.

Ansteckende Krankheiten allgemein und Sauna:

Das ist wohl auch keine Diskussionsgrundlage. Wenn Sie schon nicht in die Stadt oder zur Arbeit dürfen, ist Sauna erst recht tabu.

Bedenken Sie bei allen Krankheiten, die Sie sonst ausschwitzen sollen, dass es sich bei der Hitze in der Sauna um ein besonderes Klima handelt. Ihr Körper ist einer Anstrengung ausgesetzt und muss Kräfte mobilisieren, die er während einer Erkrankung nicht hat.

Hautkrankheiten und Sauna:

Alle nicht infektiösen Krankheiten sind in der Sauna kein Problem. Achten Sie einfach auf Ihren Körper. Tut es der Haut gut, wenn Sie schwitzen oder schmerzt und juckt es einfach nur ? Ihr Körper weiß sehr genau, was Sie vertragen können und was nicht. Verlassen Sie sich besser nicht auf die diversen Foren, die es zum Thema gibt. Dort gibt es zwar in der Tat gute Hinweise, oft aber auch das, was ich »Quacksalberei« nenne. Unfundiertes Wissen, was Ihren Zustand verschlechtern kann. Fragen Sie im Zweifelsfall einfach Ihren Arzt. Gerade bei unreiner Haut ist Sauna eine gute Idee. Die Haut wird wesentlich aufnahmefähiger für Pflegemittel und Anwendungen wie Salzpeeling und Honigmaske sorgen für ein sehr schnelles Abheilen. Auch andere Masken und Anwendungen können im Angesicht von Hitze viel schneller ihre Wirkung entfalten.

3.17 Das richtige Alter zum Saunieren

Grundsätzlich gibt es keine wirkliche Altersbeschränkung für das Saunieren. Auch sehr alte Menschen können, wenn es ihre Gesundheit zulässt, in die Sauna gehen.

Fraglich ist es oft bei Kindern. Wie so oft gibt es auch hier keine Pauschalaussage. Hier gilt es, den gesunden Menschenverstand einzuschalten. Dass ein Neugeborenes nicht wirklich in die Sauna gehört, dürfte klar sein. Babys kommen erstaunlich gut mit der Hitze zurecht. Aber natürlich ist jedes Kind anders. Wenn Sie Ihren kleinen Liebling in die Sauna tragen und er fängt erbärmlich zu schreien an, wissen Sie, dass für den restlichen Tag getrennte Saunagänge angesagt sind. Gluckst es glücklich und wirkt entspannt, ist es kein Problem. Bei Babys sollten Sie Aufgüsse vermeiden. Kleine Kinder aber vertragen auch einen Aufguss recht gut. Die Saunameister haben einen Blick dafür und werden nicht direkt auf das Kind zuschlagen. Ich hatte es schon erwähnt: Bedenken Sie einfach, welchen Aufwand Sie betreiben müssen, damit sich Ihr Kind wohlfühlt. Ein Handtuch mehr oder ein kalter Lappen sind vollkommen in Ordnung. Wenn Sie aber einen größeren Aufbau bewerkstelligen müssen und permanent mit dem Kind reden müssen, damit es ruhig bleibt, ergibt die ganze Aktion keinen Sinn. Weder werden Sie sich entspannen, noch wird es Ihr Kind, geschweige denn die anderen Saunagäste, die schnell genervt sein werden.

Kinder gehören grundsätzlich eher in die unteren Regionen. Erst größere Kinder sollten hier wirklich frei wählen können. Sie können das sehr einfach ausprobieren, wenn Sie in einer Nicht-Aufgusssauna sind. Vielleicht ist Ihr Kind schon so weit, dass es auf der zweiten oder dritten Bank Platz nehmen kann. Dann ist es natürlich absolut in Ordnung.

Einige Saunen trennen allerdings die Bereiche für Kinder und ausschließlich Erwachsene. Hier dürfen Jugendliche erst ab 16 oder sogar ab 18 in die Saunaanlage. In anderen Anlagen gibt es gar keine Altersbeschränkung und Sie können einen Saunatag für die ganze Familie ansetzen.

3.18 Saunieren für die ganze Familie

Mit ein wenig Organisation kann ein Saunabesuch durchaus ein Vergnügen für die ganze Familie sein. Natürlich ist das auch davon abhängig, ob Kinder überhaupt für den reinen Saunabereich zugelassen sind. Wenn das aber der Fall ist, steht einem Wellnesstag außer einer guten Vorbereitung nichts mehr im Wege.

Das wesentlichste Utensil sollte tatsächlich ausreichend Zeit sein. Wenn Ihre Kinder noch nie in einer Sauna waren, sollten Sie ausreichend Zeit einplanen, um herauszufinden, welche Temperaturen und welche Zeiten für den

Nachwuchs angenehm sind. Manchen Kindern reicht ein kühler Waschlappen, den sie mit in die Sauna nehmen. Wieder andere können ohne jedes Hilfsmittel auskommen. Andere Kinder vertragen die Hitze überhaupt nicht und werden sich den ganzen Tag woanders aufhalten. Um einen Punkt sollte es allerdings keine Diskussion geben: Die grundsätzliche Aufenthaltsdauer in der Saunakammer. Mehr als eine Viertelstunde sollte es auf keinen Fall sein. Es mag schon sein, dass Ihr Kind von sich selbst sagt, es könne noch gut einige Minuten mehr aushalten. Bedenken Sie jedoch, dass es für den Körper in erster Linie nur zusätzlichen Stress bedeutet und der Erholungseffekt verloren gehen könnte.

Für Kinder gilt übrigens die gleiche Prozedur aus frischer Luft, lauwarmer und kühler Dusche nach dem Saunagang, die auch für Erwachsene gilt.

Auch für die Kinder sollten Sie genügend Getränke dabei haben. Dabei können Sie sich an den Getränken orientieren, die Sie auch für die Erwachsenen mitnehmen. Süße Getränke sollten Sie vermeiden. Diese löschen den Durst oftmals nur kurzfristig.

Noch wichtiger als für die Erwachsenen ist für die Kinder die Möglichkeit, sich nach dem Saunieren und Duschen warm einpacken zu können. Sprechen Sie auch mit Ihrem Kind darüber, dass es nur um sein Bestes geht. Kinder erkälten sich noch viel schneller als Erwachsene - erst recht, wenn sie direkt nach dem Saunagang in der gesamten Anlage herumdüsen.

Die meisten Wellnessanlagen haben Pools dabei. Wenn Ihr Kind noch nicht schwimmen kann und Sie es nicht den ganzen Tag lang im Auge haben möchten, sollten Sie auch an solche Dinge wie Schwimmflügel denken.

Grundsätzlich kann man sagen, dass Sie für einen Wellnesstag für die ganze Familie die Ausrüstung benötigen, die Sie für jedes Spaßbad auch dabei haben würden. Zusätzlich gilt es lediglich, ein ausreichendes Maß an Getränken, Verpflegung und Handtüchern / Bademänteln einzupacken.

3.19 Zu dick oder zu dünn - sehe ich gut genug aus ?

Eine Frage, die sich meiner Beobachtung nach eher die Damen als die Herren stellen, aber durchaus interessant. Ich selbst saß dieser Frage ebenfalls auf, obwohl ich nicht gerade behaupten würde, sehr beleibt zu sein. Ich kann Ihnen, egal, welche Figur Sie haben, nur raten, einfach mal in die Sauna zu gehen. Suchen Sie sich für Ihr Experiment vielleicht einen Tag heraus, der mit großer Wahrscheinlichkeit nicht sehr stark frequentiert ist. Ich kann Ihnen versprechen: Sie werden staunen ! Ich hielt es selbst nicht für möglich und vertrat natürlich die Meinung, ich würde die Sauna betreten und nur noch von Topmodels umringt sein, so dass ich mich mit meiner normalen Figur binnen Sekunden als fettleibig wahrnehmen würde. Dem war aber ganz und gar nicht so. Gerade die kräftigeren Damen gehen oft, zumindest äußerlich, viel unbedarfter mit diesem Thema um. Sie genießen die Freizeit, die Wellness und die Aufgüsse. Ich sehe es eher selten, dass sie sich blitzschnell Handtücher umwickeln, wie es die schmalen und die normalgewichtigen Damen gerne tun.

Tun Sie sich selbst einen Gefallen: Schalten Sie, zumindest was dieses Thema angeht, einfach einmal den Kopf aus. Genießen Sie den Tag, genießen Sie die Anwendungen und gönnen Sie sich und Ihrem Körper eine Stresspause. Die Gedanken über die zwei bis drei Gramm zu viel können Sie auch am Montag wieder ausleben. Ihr Körper wird es Ihnen danken.

3.20 Saunagruppen - Vor- und Nachteile

Immer wieder sieht man in Saunen Gruppen - ältere Herren oder Damen, manchmal sogar gemischte Gruppen, teilweise sogar jüngere Leute, die regelmäßig gemeinsam schwitzen.

Der Vorteil liegt klar auf der Hand: Man muss sich nicht alleine trauen und hat quasi immer Verstärkung dabei. Auch während der Pausen ist für Unterhaltung gesorgt. Man kann gemeinsam essen und gemeinsam trinken. Überhaupt - es ist eine lustige Sache, gemeinsam einen solchen Wellnesstag zu verbringen. Ich habe sogar ganze Skatrunden erlebt, die immer wieder in die Sauna gegangen sind und zwischen den Saunagängen »Karten gekloppt« haben.

Das zu den Vorteilen. Die Nachteile liegen im Grunde eher auf der Seite der anderen Saunabesucher, wenn sich die Gruppen nämlich nicht an die allgemeinen Regeln halten. Solange alle Saunagänge normal ablaufen und nur zwischendrin ein wenig geredet, gelacht, Karten oder sonst etwas gespielt wird, ist alles okay.

Manche Gruppen haben aber scheinbar das Gefühl, sie wären alleine. Da wird noch im Aufguss über die letzte Skatrunde diskutiert und zwar lautstark. Auch das Spielen erfolgt in einer Lautstärke, die einer Kneipe würdig wäre. Mit entspanntem Saunieren hat das für die anderen Beteiligten nichts mehr zu tun. Ich selbst durfte eine solche Herrenrunde in einer dazu noch recht kleinen Anlage erleben. Leider haben sich dort auch die Saunameister nicht durchgesetzt. Man hörte Argumente wie »Die kommen hier schon seit 20 Jahren her.« Für mich wäre das kein Grund gewesen, einmal für Ordnung zu sorgen. Vielmehr hätte ich die anderen Gäste im Blick gehabt, die dann diese Sonntage lieber gemieden haben, die sich die Herrschaften ausgesucht hatten. Das laute »Karten kloppen« fand nämlich nur in der Gruppe selbst Anklang. Auch den Argumenten der anderen Besucher waren die Herren nicht zugänglich. So blieb nur die Möglichkeit, den Lärm zu ertragen oder sich einen anderen Tag auszusuchen.

Wenn Sie selbst mit einer Saunagruppe unterwegs sind, können Sie es besser machen: Nutzen Sie die Vorteile, verhalten Sie sich aber den anderen Gästen gegenüber so rücksichtsvoll, wie Sie es auch von anderen erwarten würden.

3.21 Sauna und Sex

Man könnte ja meinen »In der Sauna sind alle unbekleidet, da geht es sicher hoch her.« Ich kann Sie beruhigen - oder enttäuschen: Das ist nicht der Fall.

Sicher, das eine oder andere Mal kann man schon beobachten, dass es bei Paaren in der Sauna etwas mehr funkt, als es das vielleicht sonst täte. Und was in den Kabinen abläuft - nun, da kann auch ich nur bis zur Tür beziehungsweise bis zur Wand schauen.

Und ja, das eine oder andere Mal kam auch heraus, dass es in einzelnen Saunen zu »Zwischenfällen« kam, die dafür sorgten, dass die Anlage für eine Weile geschlossen werden musste.

Grundsätzlich geht es in den Saunaanlagen aber um Wellness, um Positives für den Körper und nicht so sehr um Sex. Saunagänger achten sicher, zumindest während des Aufenthalts, auch mehr auf ihren Körper als manch anderer das tut. Wer aber glaubt, er betritt die Sauna allein und irgendjemand fällt zwangsläufig über ihn her, der irrt sich.

3.22 Saunaevents

Meine absoluten Lieblingstermine - ich liebe Saunaevents. Aber was ist ein Saunaevent überhaupt ?

Ein Saunaevent steht in der Regel unter einem Motto. Und was das angeht, sind manche Anlagen richtig kreativ. Ich habe von »Bayrischen Wochen« über »1001 Nacht« bis hin zu »Asia-Wochen« schon alles Mögliche erlebt.

Das Motto des Events zieht sich, wenn es gut gemacht ist, über die ganze Dekoration, über das Angebot in der Gastronomie - bei den Bayrischen Wochen gab es beispielsweise Weißwürste und entsprechende Beilagen, teilweise sogar über die Outfits der Angestellten bis hin zu speziellen Aufgüssen mit entsprechenden Aromen. Teilweise gab es sogar ein spezielles Unterhaltungsangebot am Abend. Da traten mal Schuhplattler und mal asiatische Tänzer auf, es wurden Meditationen angeboten oder jemand las während eines Aufgusses lustige Geschichten vor. Oft gibt es nach den Aufgüssen, ebenfalls thematisch passend, kleine Goodies. Da war vom Frischgemüse in Quark bis zu gefrorenem Obst während des Aufgusses schon einiges dabei.

Die Eintrittspreise verändern sich bei den Events in der Regel nicht. Dafür liegen die Hauptveranstaltungen meistens am Wochenende und sie sind sehr beliebt. Frühes Ankommen an einem solchen Tag ist also dringend anzuraten. Wer große Menschenmassen in der Sauna nicht so sehr mag, sollte die Hauptevents meiden. Einige Anlagen bieten aber die Events über eine ganze Woche mit den großen Events am Wochenende. Da kann man unter der Woche die speziellen Aufgüsse, die kulinarischen Köstlichkeiten und die Deko genießen, muss sich aber nicht in jeden Aufguss drängen und eine Schlacht um die besten Liegen starten.

Die meisten Saunen verbreiten die Events rechtzeitig in ihrem Newsletterverteiler und auf der Webseite, so dass man es wirklich rechtzeitig einplanen kann.

3.23 Lichttherapie in der Sauna

Die meisten Saunen bauen in eine ihrer Saunen eine Lichttherapie ein. Die positiven Effekte unterschiedlich farbiger Lichter auf den Körper und die Psyche sind ja inzwischen bekannt. In den Saunen sind in der Decke kleine Lichter eingelassen, die mit einem Farbwechsler ausgestattet sind. So wird der Körper immer eine gewisse Zeit der bestimmten Farbe ausgesetzt, bevor sie wieder wechselt.

Meistens finden Sie diese Lichttherapie-Kammern in den nicht so heißen Saunen, etwa der Biosauna oder einfach in einer Sauna, die dazu auserkoren wurde. So können Sie bedenkenlos auch einmal zwanzig Minuten in der Sauna bleiben, ohne Gefahr zu laufen, dass es Ihnen schlecht oder schwindelig wird.

4. Was macht eine gute Sauna aus ?

Eine gute Sauna erkennt man in allererster Linie einmal daran, dass die Anlagen gepflegt und sauber wirken. Das bedeutet nicht, dass es extrem nach Putzmitteln riechen muss. Einfach eine saubere Anlagen und nicht überall Haare und verschüttete Getränke. Das entbindet einen zwar nicht von der Sache, dass man Badeschuhe anziehen sollte, während man sich auf dem Gelände bewegt. Es sorgt aber einfach dafür, dass man sich wohlfühlt.

Ein weiteres Kriterium, auf das ich persönlich großen Wert lege, ist, ob ich das Personal auch vor Ort einmal zu Gesicht bekomme. Das bedeutet nicht, dass die ganze Zeit jemand um mich herumwedeln und mich fragen muss, ob denn auch wirklich alles in Ordnung ist. Es geht einfach darum, dass mal jemand da ist, falls man eine Frage hat, falls es mal jemandem nicht gut geht oder man sonst mal einen Ansprechpartner benötigt.

Und wenn dann Personal da ist, dann wäre es natürlich auch schön, wenn dieses nett und freundlich zu den Gästen ist, wenn man einfach merkt, dass dort jemand aufmerksam ist. Gerade in diesem Punkt habe ich vermutlich die größten Unterschiede zwischen den bisher besuchten

Anlagen feststellen können und teils auch müssen. Da gibt es relativ kleine Anlagen, die mit einer mittleren Personaldichte arbeiten. Das Personal ist persönlich engagiert und kümmert sich auch um seine Gäste und die Anlagen. Dann gibt es große Anlagen, in denen man minutenlang umherirrt und nie einen Menschen trifft. Gerade in der Anlage, die ich hier im Kopf habe, war es sogar so, dass dann an irgendwelchen merkwürdigen Punkten ein ganzer Haufen Personal stand. Dieses Personal war aber eigentlich nur mit sich selbst beschäftigt und hatte kein Auge für die Gäste. Die eine Person, die ich dann mal auf einem Gang (es war eine ziemlich verschlungene Anlage) traf, kannte sich dann auch noch nicht aus. Es gibt aber auch gute Beispiele: Riesige Anlagen, in denen man einfach in regelmäßigen Abständen mal jemand sieht. Spricht man dort jemanden an, kennt der sich im Normalfall in der kompletten Anlage bestens aus. Ist das einmal nicht der Fall, hat er aber sofort jemanden bei der Hand, der einem als Gast wirklich kompetent weiterhelfen kann. Das ist für mich gelebter Service.

Auch noch so ein wichtiger Punkt ist zumindest die Möglichkeit einer Gastronomie. Tatsächlich habe ich eine ziemlich kleine Anlage besucht, die zwar ab und zu mal etwas da hatte, die Theke war aber auch nicht dauerhaft besetzt.

In diesem Fall war das aber zu verschmerzen, denn die Anlage war ansonsten recht nett. Für mich ist das Sahnehäubchen auf der grundsätzlich bestehenden Gastronomie natürlich, dass zum einen die Auswahl stimmt, zum anderen aber auch die Preise. Mir ist weder damit geholfen, wenn es nur Currywurst und Bratwurst und keinen einzigen Salat gibt, noch wenn es zwar sämtliche Gerichte gibt, die dann aber zu astronomischen Preisen.

Warum lege ich auf die Gastronomie solchen Wert? Nun, in erster Linie eigentlich gar nicht so sehr wegen des Mittagessens. Vielmehr geht es mir darum, ob man dort auch mal einen Kaffee trinken kann. Irgendwann im Lauf des Nachmittags bekomme ich und noch viel mehr mein Alex wirklich Lust auf einen Kaffee und wehe, es ist dann nichts verfügbar. Insofern war diese kleine Anlage mit eingeschränkter Gastronomie aber auch kein Problem, als dass wir dort in der Regel überhaupt erst gegen Nachmittag hingegangen sind.

Eine gute Saunaanlage macht auch zumindest eine gewisse Vielfalt aus. Gerade Einsteiger werden es vielleicht am Anfang zu schätzen wissen, wenn sie nur ein paar Saunen zur Auswahl haben. Gerade für Fortgeschrittene, zu denen ich mich durchaus zählen würde, ist es aber doch angenehmer, wenn man eine größere

Auswahl hat. Unter einer Auswahl verstehe ich verschiedene Grundduftrichtungen und unterschiedliche Arten von Saunaöfen. Dem Anfänger wird es anfangs alles gleich, nämlich »heiß« vorkommen. Wenn man sich aber einmal an die Hitze gewöhnt hat, ist man zum einen auch nicht mehr so erschlagen davon. Zum anderen bemerkt man während des Aufenthalts darin schon einen Unterschied, ob es sich um eine Zitronen-, eine Birken oder eine Mentholsauna handelt. Und je nachdem, was man gerade möchte, sucht man sich dann eine Aromasauna oder auch den Steinofen oder eine klassische eher trockene Hitze heraus. Dazu zählt aber auch, dass es ein Dampfbad, einen Whirlpool, ein Tauchbecken und verschiedene andere Anlagen gibt. Wie viel Auswahl eine Wellnessanlage hat, lässt sich in der Regel schon über die Webseite ziemlich gut recherchieren. Die meisten Webseiten haben einen Menüpunkt, der das Gesamtangebot beschreibt. Daran kann man sich gut orientieren und selbst wenn man einmal nicht weiß, was es bedeutet, was dort steht, gibt es in der Regel eine kurze Erklärung, zumindest aber ein Bild. Was die Spezialsaunen angeht: Es gibt natürlich immer diejenigen, die gerne in spezielle Saunakammern nur für Männer oder eben Frauen gehen möchten. Für mich hat sich dann noch nie der Sinn in einem Besuch eines ganzen Saunaparadieses ergeben. Aber für diejenigen, für die das relevant ist, sei gesagt, dass solche Einrichtungen in der Regel auf den Webseiten auch gesondert erwähnt werden. Wer es gerne so haben möchte, dass er nur unter »seinesgleichen« ist, dem möchte ich noch die Möglichkeit ans Herz legen, nachzufragen, ob es spezielle Damen- oder Herrentage gibt.

Ein Extra, das ich selbst gerne in einer Sauna vorfinde, sind Massageangebote. Jetzt könnte man sagen, dass das ja nicht zwangsläufig dazu- gehört. Für mich schon. Ich finde es sehr ent- spannend, wenn man sich zwischen einigen Saunagängen mal eine schöne Massage gönnen kann. So vorgewärmt wirkt die Massage ganz anders und man kommt quasi doppelt so ent- spannt heraus. Natürlich finde ich solche Angebote nur dann wirklich gut, wenn sie auch irgendwie erschwinglich sind. Auch da habe ich schon ganz unterschiedliche Erfahrungen machen dürfen: Anlagen mit wirklich netten Angeboten zu bezahlbaren Preisen, aber auch Anlagen mit nur exotischen Angeboten, die dafür dann nur überteuert waren. Ich muss an der Stelle sagen, dass ich es nicht wirklich realistisch finde, wenn eine einzige Massage das Dreifache vom Eintrittspreis kosten soll. Man muss ja auch immer bedenken, dass auch einmal wellness- wütige Paare ankommen, die sicher nicht für jede Person insgesamt das Vierfache zahlen möchten. Wichtig ist es, zu unterscheiden, ob es sich um medizinische Massagen oder um Wellnessmassagen handelt. Beide wirken sehr entspannend, gehen aber unterschiedlichen Ansätzen nach, wobei besonders die asiatischen Massagetechniken gerne einen durchschlagenden Erfolg haben.

Auch die Aufteilung der Ruheräume sollte in einer guten Anlage eine Rolle spielen. Jetzt könnte man sich fragen »Was für Unterschiede gibt es schon bei Ruheräumen?« Wer einmal viele verschiedene Anlagen besucht hat, weiß, wovon ich spreche. Es gibt ganz gewaltige Unterschiede. Für mich ist es immer dann gut gelöst, wenn es einerseits wirkliche Schlafräume gibt. Hier sollte auch wirklich Ruhe gehalten werden. Dann sollte es einfache Ruheräume geben, in denen es aber auch kein Drama ist, wenn man sich einmal leise unterhält. Dann sollte es auch eine Art Picknickbereich geben. Hier können sich dann die schnatternden Großfamilien und Freundeskreise niederlassen, wenn sie ihr Mittagessen einnehmen möchten. Denn wenn man dann selbst etwas essen möchte, kann man diese Regionen aufsuchen, muss sich aber während des Lesens oder des Ausruhens nicht ärgern, weil Kinder sprechen oder weil sich Familien und Freunde miteinander unterhalten.

Auch in diesem Punkt gibt es große Unterschiede. Es gibt Anlagen, in denen man nirgends so richtig zur Ruhe kommt. Dann gibt es auch Anlagen, in denen alle Ruhebereiche intern zu Schlafbereichen erklärt wurden. Da hat man dann natürlich im Winter ein Problem, weil man nicht für jedes noch so kleine Gespräch in die Kälte möchte. Einige Anlagen haben es aber auch wirklich gut gelöst. Da findet man klar ausgewiesene Bereiche und an diese Unterteilungen muss man sich dann einfach halten.

Einige Wellnessanlagen arbeiten mit Hotels zusammen. Das ist für mich bisher nie relevant gewesen, weil wir eigentlich immer an einem Tag hin- und zurückfahren. Lediglich einmal, nämlich bei der Therme Erding, haben wir ein Kombiangebot genutzt. Ein zusätzliches Hotel ist in meinen Augen immer dann sinnvoll, wenn man eine weitere Anfahrt als eineinhalb oder zwei Stunden einplanen müsste. Wenn dem so ist, kann man sich auf der Webseite der Anlage informieren. In aller Regel gibt es Kooperationen und entsprechend vergünstigte Preise für eine der beiden Dienstleistungen, wenn man im Doppelpack bucht.

5. Besprechung der einzelnen Saunen

In diesem Abschnitt möchte ich in erster Linie meine persönlichen Eindrücke der Saunen wiedergeben, die ich nicht nur besucht habe, sondern zu denen ich auch etwas zu sagen habe. Darüber hinaus war ich noch in der einen oder anderen kleineren Sauna, die aber wirklich in erster Linie sehr regionales Publikum anzieht und deshalb vielleicht in einer weiteren Auflage mal Erwähnung findet.

5.1 Miramar Weinheim

Wesentliche Daten:

Adresse:
Waidallee 100
69469 Weinheim
Telefon: 06201 6000-0

Internet: www.miramar-bad.de

Bewertung:

Wellnessangebot:	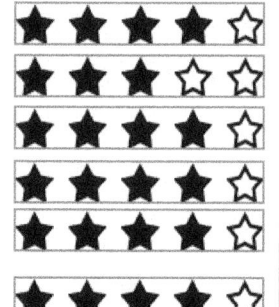
Kulinarisches Angebot:	
Sauberkeit:	
Ambiente:	
Preis/Leistung:	
Gesamtbewertung:	

Diese Sauna könnt man schon als meine oder vielmehr unsere Stammsauna bezeichnen. Sie liegt in der Nähe von Heidelberg, und wenn man die Saunakarte für 19,90 Euro pro Tag für Erwachsene zahlt, hat man den Eintritt für die im Gebäude befindliche Therme und das Spaßbad direkt dabei.

Kinder sind unbegrenzt zugelassen und für sie gibt es im Spaßbad auch spezielle Becken und Spielmöglichkeiten.

Mit fünf Außensaunen von 75 Grad bis 100 Grad, bei den Innensaunen einer Aufgusssauna, der Orangen-/ Zitronensauna, der Aromasauna, Biosauna, Caldarium, Dampfbad, Eis-Nebel-grotte, Fußbädern und dem Hamam mit (kosten-pflichtigen) Massageanwendungen, diversen Duschen und sogar einem (ebenfalls kosten-pflichtigen) Solarium ist hier dem erholungs-bedürftigen Wellnessjünger quasi alles geboten, was man für einen schönen Saunatag braucht.

Eine besondere Erwähnung sollte für mich die Sauna Maximus finden. Hier werden eben-falls regelmäßig Aufgüsse durchgeführt, aller-dings von bis zu drei Saunameistern. Diese Auf-güsse haben immer ein ganz besonders Flair, weshalb sie in letzter Zeit beinahe die einzigen Aufgüsse sind, die ich dort besuche.

Der Außenbereich grenzt an einen großen Natursee, der ebenfalls spezielle Bereiche für FKK-Strand hat, die sogar durch eine kleine Bucht abgeteilt sind. Auch sonst kann man im Außenbereich ganze Spaziergänge machen und auch Liegen sind hier verfügbar. Neuerdings gibt es draußen das sogenannte »Traumhaus« - einen Ruhebereich, der den innenliegenden großen Ruhebereich noch ergänzt.

Ebenfalls im Außenbereich findet sich das Solebecken. Dazu gibt es sogar eine Erklärungstafel, die über die maximale Aufenthaltsdauer und die gesundheitlich förderlichen Wirkungen von Sole aufklärt.

Das Personal ist grundsätzlich sehr nett und auch für Sauberkeit wird gesorgt. Gerade in Stoßzeiten kommt das Personal kaum hinterher, ist aber wirklich immer darum bemüht, die Böden aufzuwischen und auch herumliegende Sachen schnell zu entsorgen.

Meistens sind wir an den Wochenenden dort und das aus einem bestimmten Grund: Immer dienstags und samstags ist abends ab 19 Uhr im gesamten Bad FKK mit Teilnahmepflicht. Kurz vorher ist im Spaßbad und in der Therme eine Ansage zu hören und das ist so klassischerweise der Zeitpunkt, zu dem die meisten Familien quasi fluchtartig die Anlage verlassen.

Das kulinarische Angebot ist in Ordnung. Meistens nehmen wir uns dennoch unsere eigene Verpflegung mit, weil uns die Speisekarte nach all den Besuchen nicht vom Hocker haut. Ein Kaffee ist aber jedes Mal drin.

5.2 Therme Erding

Wesentliche Daten:

Adresse:
Thermenallee 2
85435 Erding
Telefon: 08122-2270-0

Internet: www.therme-erding.de

Bewertung:

Wellnessangebot:	★ ★ ★ ★ ★
Kulinarisches Angebot:	★ ★ ★ ★ ★
Sauberkeit:	★ ★ ★ ★ ★
Ambiente:	★ ★ ★ ★ ★
Preis/Leistung:	★ ★ ★ ★ ★
Gesamtbewertung:	★ ★ ★ ★ ★

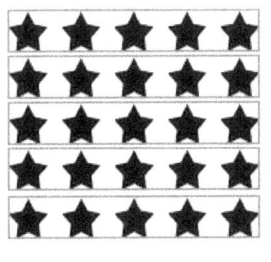

Für diese Anlage finde ich nur eine Bezeichnung: Absolut gigantisch! Leider haben wir zu dieser Anlage eine recht lange Anfahrt, so dass wir bisher erst einmal dort waren.

Mit 37 Euro pro Tag unter der Woche und 4 Euro Wochenendaufschlag ist der Eintritt eher gehoben, was aber bei der weltgrößten Thermenanlage auch nicht wirklich verwunderlich ist.

Die Anzahl an Saunen konnte ich selbst anhand der Webseite nur schätzen. Es gibt eine unglaubliche Anzahl mit noch unglaublicheren Aufgussprogrammen. Dort ist wirklich für jeden Geschmack etwas geboten. Als Besonderheit möchte ich hier die spezielle Damensauna mit Aufgüssen inklusive alkoholfreiem Sekt und die Herrensauna mit ebenfalls entsprechenden Spezialaufgüssen mit alkoholfreiem Bier anführen.

Wir waren einen ganzen Tag dort und obwohl wir kaum an unserem Platz waren, hatten wir längst noch nicht alles gesehen. Hier gäbe es sicherlich einiges an Anekdoten zu berichten. Ob man in der Feuersauna den Fahnenaufguss mitmacht, bei dem statt mit einem Handtuch mit einer riesigen Fahne verwedelt wird oder ob man die in den Pool gebauten Bars erwähnt - es ist eine ganze Flut von Eindrücken.

Kinder sind hier erst ab 16 Jahren zugelassen und das wird auch konsequent durchgezogen. Kinder können sich im angrenzenden Spaßbad vergnügen.

Es gibt in regelmäßigen Abständen Events, die dann in der ganzen Sauna eingehalten werden.

Das Personal ist in meinen Augen mehr als

nur fähig. Bei einer so großen Anlage kann man sich schon einmal verlaufen. Jederzeit fand ich jemanden vom Personal, der sich dann auch genau auskannte und mir wieder den richtigen Weg weisen konnte. Es kam sogar vor, dass mich jemand direkt mitnahm, weil er auf dem Weg dorthin war.

Das kulinarische Angebot ist ebenfalls großartig. Es gibt einige Bistros und Snackbars, aber auch Restaurants. Besonders möchte ich hier hervorheben, dass die Bezahlung beim Ausgang erfolgt. Man trägt ein Armband, auf dessen Chip alle gebuchten Dienste eingeloggt werden. Später wird das Band auf ein Lesegerät gelegt und man kann seine Schulden mit allen gängigen Zahlungsmitteln begleichen.

Wenn Sie eine weitere Anreise als eine Stunde haben, kann ich Ihnen nur empfehlen, das Bundle mit dem Hotel zu wählen. Sie können leicht hinlaufen, so dass Sie sich mittags sogar ein Bier oder tagsüber einen Cocktail erlauben können.

Die Therme Erding ist eine rundum empfehlenswerte Anlage.

5.3 Badeparadies Schwarzwald

Wesentliche Daten:

Adresse:
Am Badeparadies 1
79822 Titisee-Neustadt
Telefon: 07651 93600

Internet: www.badeparadies-schwarzwald.de

Bewertung:

Wellnessangebot:
Kulinarisches Angebot:
Sauberkeit:
Ambiente:
Preis/Leistung:

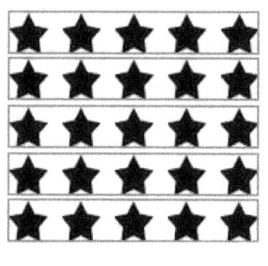

Gesamtbewertung:

Hier handelt es sich quasi um die Schwester-
anlage der Therme Erding. Da sie nicht, wie die
Therme Erding, über Thermalwasser verfügt,
wird hier großer Wert auf die Bezeichnung
»Badeparadies« gelegt. Sie ist in der Tat kleiner,
büßt aber in Sachen Komfort für mich nichts ein.

Mit 26 Euro Tageseintritt und 2 Euro Wochenendaufschlag befindet sich diese Sauna im mittleren Preissegment. Auch hier haben Kinder erst ab 16 Jahren Zutritt. Für sie ist mit dem Rutschenparadies Galaxy und dem großen Spaßbad aber durchaus adäquat gesorgt.

Auch hier ist das Angebot an Saunen sehr groß und es gibt eine ganze Vielzahl an Aufgüssen. Die Ruhebereiche sind angenehm gestaltet und das Personal ist auch sehr aufmerksam.

Das kulinarische Angebot ist natürlich auch etwas kleiner als in der Schwestertherme, steht ihr aber in Qualität um nichts nach.

Da wir hierher einen deutlich kürzeren Weg als nach Erding haben, haben wir diese Sauna schön öfter aufgesucht und ich kann sie uneingeschränkt empfehlen.

5.4 7 Welten

Wesentliche Daten:

Adresse:
Harbacher Weg 66
36093 Künzell
Telefon: 0661 397 800

Internet: www.siebenwelten.de

Bewertung:

Wellnessangebot:
Kulinarisches Angebot:
Sauberkeit:
Ambiente:
Preis/Leistung:

Gesamtbewertung:

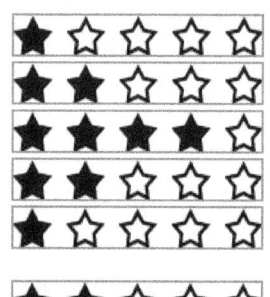

Diese Sauna wurde uns zunächst empfohlen und auch auf der Webseite macht sie einen guten Eindruck. Das Konzept klingt stimmig - sieben Welten der Erholung.

Was wir dann aber vorfanden, spottete jeder Beschreibung. Die halbstündigen Aufgüsse erwiesen sich zu großen Teilen als automatische Aufgüsse. Ein automatischer Aufguss ist für jeden Aufgussfan kein wirklicher Aufguss. Zur bestimmten Zeit öffnet sich automatisch eine Art Wasserhahn und lässt dann einige Male einen Wasserstrahl auf den Saunaofen. Es zischt und es entsteht in der Tat eine kleine Wolke. Leider funktionierten die zum »Verwedeln« vorgesehenen Deckenventilatoren nicht und so sahen wir uns nur ganz erstaunt an, um dann nach dem zweiten »Aufgießen« die Kammer enttäuscht zu verlassen.

Auch die tatsächlichen Aufgüsse waren nicht das, was wir davon erwartet hätten. Das Personal war daran offenbar nicht wirklich geschult und so hatten wir den Eindruck, der Jüngling, der den Aufguss durchzuführen hatte, war heilfroh, als er die Kammer endlich wieder fluchtartig verlassen durfte.

Das kulinarische Angebot haben wir nicht genutzt - es sprach uns dort einfach nichts wirklich an.

Auch das Personal - nicht das, was wir sonst von Saunaanlagen gewohnt waren. Hier finden Sie das Beispiel aus den vorigen Kapiteln wieder: Eine mittelgroße Anlage, die aber ziemlich verwinkelt war. Wir suchten Personal, weil wir den Eindruck hatten, wir hätten uns total verlaufen. Als wir dann tatsächlich mal eine junge Dame gefunden hatten, kannte die sich noch nicht einmal aus. Eine Enttäuschung - wir mussten auf eigene Faust weitersuchen.

Völlig gefrustet und jeder um 25 Euro erleichtert verließen wir gegen frühen Abend die Sauna. Dass wir die Dame, die uns die Sauna empfohlen hatte, ohne dort gewesen zu sein, davor warnten, ihren heißersehnten Damentag dort zu verbringen, erscheint geradezu logisch.

5.5 Sauna im Bäderpark Leimen

Wesentliche Daten:

Adresse:
Peter-Disegna-Weg 1
69181 Leimen
Telefon: 06224 827910

Internet: www.schwimmbad-leimen.de

Bewertung:

Wellnessangebot:	★★★☆☆
Kulinarisches Angebot:	★★★☆☆
Sauberkeit:	★★★★☆
Ambiente:	★★★☆☆
Preis/Leistung:	★★★★☆
Gesamtbewertung:	★★★☆☆

Diese Sauna bildete für uns den Einstieg in das regelmäßige Saunieren. Die Entwicklung der Anlage erfüllt mich immer mit einem Bedauern. Die Anlage gehörte zunächst der Stadt und wurde dann von einem Investor übernommen. Leider ging das Konzept nicht so auf, wie es zunächst so verheißungsvoll aussah. Das Bad ging samt Sauna wieder an die Stadt über und die Entwicklung stagniert seither.

Mit einer großen Aufgusssauna innen und einer Biosauna, einer Dampfsauna und einem Dampfbad innen, zwei Außensaunen und einem schön gestalteten Ruhebereich hat die Sauna alles, was man für ein regelmäßiges Basis-Vergnügen braucht. Die 12 Euro Tageseintritt beinhalten das Hallenbad und die Saunaanlage.

Das Personal in der Sauna war zu der Zeit, zu der ich dort regelmäßig Gast war, immer wirklich nett. Die Aufgüsse wurden erklärt und mit einer guten Qualität durchgeführt. Auch in Sachen Sauberkeit ist nichts anzumerken.

Das kulinarische Angebot ist eher klein, aber für meine Verhältnisse genau richtig. Es ist relativ günstig, so dass ich mir auch einmal erlauben konnte, nicht für genügend Essen gesorgt zu haben.

In der letzten Zeit war ich nicht mehr dort. In diesem Bad finden nämlich meistens genau am Wochenende die berüchtigten Skatrunden statt.

5.6 Wellnessanlage im Hotel Sonnen-strahl Rothfuss Bad Wildbad

Wesentliche Daten:

Adresse:
Olgastraße 47
75323 Bad Wildbad
Telefon 07081 / 9248-0

Internet: www.hotel-rothfuss.de

Bewertung:

Wellnessangebot:
Kulinarisches Angebot:
Sauberkeit:
Ambiente:
Preis/Leistung:

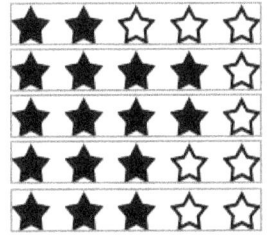

Gesamtbewertung:

Eine wirklich kleine Anlage - anders kann ich sie nicht beschreiben. Ich lernte sie im Rahmen eines kleinen Wellnessurlaubs kennen und besuchte sie, weil sie im Hotelpreis inklusive war. Sie war der Einstieg der gemeinsamen Sauna-Erlebnisse mit meinem Mann.

Es gab dort keine Aufgüsse und an und für

sich zwei Saunen, ein Dampfbad, eine Infrarotkabine und einen kleinen Ruhebereich. Für meine Bedürfnisse hat sie seinerzeit ausgereicht. Das kulinarische Angebot wurde natürlich über die Hotelverpflegung abgedeckt. Spezielle Snackbars gibt es dort nicht.

5.7 Sauna im Aquadrom Hockenheim

Wesentliche Daten:

Adresse:
Beethovenstraße 41
68766 Hockenheim
Telefon: 06205 2855-600

Internet: www.aquadrom-hockenheim.de

Bewertung:

Wellnessangebot:
Kulinarisches Angebot:
Sauberkeit:
Ambiente:
Preis/Leistung:

Gesamtbewertung:

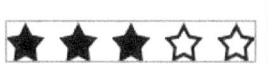

Eine Anlage, in der ich nur ein einziges Mal war. Von der Sache her hat sie mir wirklich gut gefallen. Die einzelnen Saunen sind schön gestaltet und der Preis mit gerade mal 12,50 Euro unter der Woche und 13,50 Euro am Wochenende sogar eher im unteren Segment.

Mein Besuch fiel auf die kalte Jahreszeit, so dass ich zwar wahrnahm, dass die Außenanlage schön ist, ich diese aber nicht wirklich genutzt habe.

Das kulinarische Angebot entspricht dem Standard. Die Preise sind gemäßigt und ich denke, man könnte vielleicht einiges besser, aber auch vieles schlechter machen.

Es gibt auch einen Aufgussplan mit einigen netten Angeboten. Die Durchführung ließ in meinen Augen aber dann doch deutlich zu wünschen übrig. Die erste Aufgusszeit, die ich nutzen wollte, kam näher und ich wunderte mich, wo denn wohl das Personal blieb. Es kam dann eine junge Dame vom Bistro herübergelaufen, die auch die entsprechenden Eimer dabei hatte. Das verwunderte mich schon ein wenig und ich dachte so bei mir, dass der Saunameister, der den Aufguss dann machen wird, ein bequemes Leben hat, wenn ihm schon jemand die Eimer herüberträgt. Das sollte sich als Trugschluss entpuppen. Die junge Dame zog sich andere Schuhe an und kam dann wieder. Der Aufguss wurde in der normalen Arbeitskleidung durchgeführt. Entsprechend kurz fiel er dann auch zu meinem Bedauern aus. Die übrigen Gäste müssen Stammgäste gewesen sein, denn außer uns schaute niemand verwundert, angesichts der doch etwas merkwürdigen Durchführung, drein.

Kurze Zeit später stand sie wieder im Bistro - vollkommen erledigt und auch das Lächeln war ein wenig bemüht.

Leider blieb durch diesen Umstand bei mir ein etwas merkwürdiger Eindruck zurück, was ich wirklich bedauere, weil die Anlage nur wenige Fahrminuten von uns entfernt liegt.

6. Abschließende Worte und Danksagung

Was für ein erhebender Moment - das letzte Kapitel des vor Monaten geplanten Buchs ist geschrieben. Ich hoffe, es hat Ihnen beim Lesen so viel Freude bereitet, wie ich sie beim Schreiben hatte. Es war amüsant, sich mal wieder die ganzen Geschichten, die ich während all der Jahre mit Wellnesswochenenden in Saunen erlebt habe, vor Augen zu rufen.

Mein Dank gilt all den schönen Saunaanlagen und den Menschen, die sich immer wieder neue Ideen einfallen lassen, um meinen Aufenthalt dort noch schöner zu machen. Ein so angenehmes Hobby in immer neuen schönen Anlagen ausleben zu dürfen, ist immer wieder ein Vergnügen.

Ein ganz besonderer Dank geht an meinen Mann Alexander. Er bestärkte mich beim Schreiben dieses Buchs und war oftmals ein treuer Begleiter bei meinen immer wieder neuen Experimenten beim Saunieren. Ich kann inzwischen ungeschönt sagen, dass wir damit ein weiteres gemeinsames Hobby gefunden haben. Er hat fast klaglos auch meine ersten »Künstler-Diva-Anfälle« über sich ergehen lassen und stand mir bei der Umsetzung immer wieder mit Rat und Tat zur Seite. Ohne dich würde es dieses Buch nicht geben!

www.ingramcontent.com/pod-product-compliance
Lightning Source LLC
Chambersburg PA
CBHW062356290526
45794CB00005B/2258